Haug

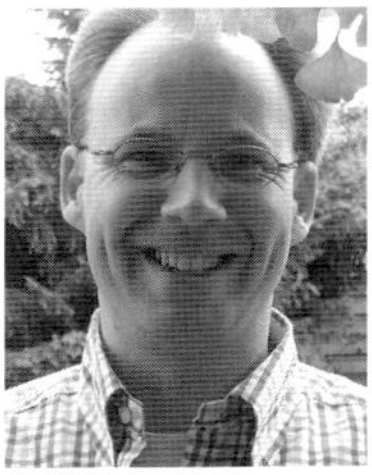

Dr. rer. nat. Oliver Ploss
(Jg. 1968) studierte nach einer Ausbildung zum PTA Pharmazie in Münster und ist seit 19 Jahren als Heilpraktiker tätig. Er ist Autor mehrerer naturheilkundlicher Artikel und Publikationen und hält regelmäßig Vorträge und Seminare in ganz Deutschland. Zudem ist er Lehrbeauftragter für Homöopathie und Naturheilkunde an der Universität in Münster (Fachbereich: Pharmazie).

Oliver Ploss

Naturheilkunde bei funktionellen Erkrankungen

Von Reizdarm bis Burn-out-Syndrom

10 Abbildungen

Karl F. Haug Verlag · Stuttgart

Bibliografische Information der Deutschen Nationalbibliothek
Die Deutsche Nationalbibliothek verzeichnet diese Publikation in der Deutschen Nationalbibliografie; detaillierte bibliografische Daten sind im Internet über http://dnb.d-nb.de abrufbar.

Anschrift des Autors:

Dr. rer. nat. Oliver Ploss
Unterer Markt 8
49477 Ibbenbüren

Oswald-Hesse-Str. 50, 70469 Stuttgart

Unsere Homepage: www.haug-verlag.de

Printed in Germany

Zeichnungen: H. Hübner, Berlin
Umschlaggestaltung: Thieme Verlagsgruppe
Umschlagfoto: Dynamic Graphics Inc. und Fotolia, ktsdesign
Satz: stm | media GmbH, 06366 Köthen
gesetzt in: Adobe InDesign CS5.5
Druck: AZ Druck u. Datentechnik GmbH, 87437 Kempten

ISBN 978-3-8304-7466-1 1 2 3 4 5 6

Auch erhältlich als E-Book:
eISBN (PDF) 978-3-8304-7467-8
eISBN (ePub) 978-3-8304-7595-8

Wichtiger Hinweis: Wie jede Wissenschaft ist die Medizin ständigen Entwicklungen unterworfen. Forschung und klinische Erfahrung erweitern unsere Erkenntnisse, insbesondere was Behandlung und medikamentöse Therapie anbelangt. Soweit in diesem Werk eine Dosierung oder eine Applikation erwähnt wird, darf der Leser zwar darauf vertrauen, dass Autoren, Herausgeber und Verlag große Sorgfalt darauf verwandt haben, dass diese Angabe dem Wissensstand bei Fertigstellung des Werkes entspricht.

Für Angaben über Dosierungsanweisungen und Applikationsformen kann vom Verlag jedoch keine Gewähr übernommen werden. Jeder Benutzer ist angehalten, durch sorgfältige Prüfung der Beipackzettel der verwendeten Präparate und gegebenenfalls nach Konsultation eines Spezialisten festzustellen, ob die dort gegebene Empfehlung für Dosierungen oder die Beachtung von Kontraindikationen gegenüber der Angabe in diesem Buch abweicht. Eine solche Prüfung ist besonders wichtig bei selten verwendeten Präparaten oder solchen, die neu auf den Markt gebracht worden sind. Jede Dosierung oder Applikation erfolgt auf eigene Gefahr des Benutzers. Autoren und Verlag appellieren an jeden Benutzer, ihm etwa auffallende Ungenauigkeiten dem Verlag mitzuteilen.

Vorwort

Dieses Buch richtet sich an alle, die Interesse an der ganzheitlichen Behandlung und Beratung von Patienten mit funktionellen vegetativen Erkrankungen haben. Diese Erkrankungen treten in unserer modernen, stressigen Zeit immer häufiger in der Praxis auf. Da sie über das vegetative Nervensystem ausgelöst, unterhalten bzw. forciert werden, kann die Schulmedizin hier nicht immer weiterhelfen. Dies und die Tatsache, dass diese Erkrankungsbilder an sich bei den Betroffenen sehr oft einen immensen Leidensdruck mit erheblicher Einschränkung der Lebensqualität erzeugen, führt dazu, dass die Patienten oft aus Verzweiflung und manchmal auch aus Enttäuschung über den mangelnden Erfolg der schulmedizinischen Behandlung nach therapeutischen Alternativen suchen. Ich möchte deshalb mit diesem Buch nicht nur physiologische Zusammenhänge aufweisen, die zur Entstehung dieser Erkrankungen führen, sondern vor allem mögliche ganzheitliche Therapievorschläge vorstellen, die sich sowohl ergänzend zur schulmedizinischen Therapie als auch häufig als alleinige Therapieform gut bewährt haben.

Mein Dank gilt allen, die mir bei der Erstellung des Buches geholfen haben. Ganz besonders möchte ich an dieser Stelle meiner Familie danken, ohne deren Unterstützung und zeitlichen Verzicht, das vorliegende Buch sicherlich nicht zustande gekommen wäre.

Nun wünsche ich allen Lesern und Patienten, dass sie hier Anregungen finden, vor allem aber, dass sie gute Erfolge bei der Behandlung funktioneller Erkrankungsbilder erzielen.

Ibbenbüren, im Mai 2012
Dr. rer. nat. Oliver Ploss

Inhaltsverzeichnis

1 Die Rolle des Nervensystems bei funktionellen Erkrankungen

Funktionelle Erkrankungen sind Erkrankungen, die zwar mit von den Patienten geschilderten eindeutigen Krankheitszeichen oder Beschwerden einhergehen, jedoch letztlich ohne objektiv feststellbare organische Ursache bleiben. Diese mangelnde (schulmedizinische) Diagnose macht auch eine (schulmedizinische) Therapie schwierig bis unmöglich.

Zwar wird die Existenz funktioneller Erkrankungen wie z.B. Reizdarm oder Reizmagen mittlerweile auch von den meisten Schulmedizinern weder bestritten noch wie in früheren Zeiten als „Hysterie“ oder „Hypochondrie“ abgetan, dennoch mangelt es an eindeutigen Erklärungsmodellen für die Entstehung funktioneller Syndrome.

Mittlerweile unbestritten ist jedoch, dass ein Zusammenhang zwischen psychischer Befindlichkeit, Nervensystem und Entstehung einer funktionellen Erkrankung besteht. Genauer gesagt spielt das Nervensystem in seiner Rolle als Mittler zwischen psychischen Befindlichkeiten, wie z.B. Stress und dessen körperlichem Ausdruck in Form einer funktionellen Erkrankung, eine zentrale Rolle.

Aus diesem Grund werden im Folgenden zunächst die Grundlagen des Nervensystems und Stress als einer der wichtigsten psychischen Auslöser funktioneller Erkrankungen erläutert, um dann auf die naturheilkundlichen Therapiekonzepte der wichtigsten bzw. häufigsten funktionellen Erkrankungen einzugehen.

1.1 Aufbau des Nervensystems

Das Nervensystem nimmt über die Sinnesorgane Informationen bzw. Reize aus der Umwelt auf, verarbeitet sie und steuert daraufhin entsprechende Reaktionen des Organismus.

Die wichtigsten Bestandteile des Nervensystems sind

- Gehirn,
- Rückenmark,
- Nerven und
- Ganglien.

Topografisch wird das Nervensystem in das Zentralnervensystem (ZNS) und das periphere Nervensystem (PNS) eingeteilt, funktionell sind diese jedoch eng miteinander verflochten.

Das **Zentralnervensystem (ZNS)** setzt sich zusammen aus dem Gehirn und Rückenmark. Es ist der Ort bewussten und unbewussten Denkens, der willkürlichen Motorik und der zentralen Verarbeitung von aus der Umwelt bzw. dem peripheren Nervensystem kommenden sensorischen Reizen. Als Grenzen des ZNS könnten die Hirnhäute angesehen werden. Nach einer anderen Definition liegt die Grenze des ZNS dort, wo die Nervenfaserumhüllung von der für das ZNS typischen, von Oligodendrozyten gebildeten Form in eine für das periphere Nervensystem typische Umhüllung durch Schwann-Zellen übergeht.

Die außerhalb des Zentralnervensystems liegenden neuronalen Strukturen gehören zum **peripheren Nervensystem (PNS).** Es besteht in erster Linie aus Hirn- (mit Verbindung zum Gehirn) und Spinalnerven (mit Verbindung zum Rückenmark). Das periphere Nervensystem wird dabei in das somatische (animalische, willkürliche) und das vegetative (viszerale, autonome, unwillkürliche) Nervensystem untergliedert. Das **somatische** Nervensystem steuert im Wesentlichen die Motorik der Skelettmuskulatur, während das **vegetative** Nervensystem vorwiegend Reaktionen steuert, die außerhalb des Bewusstseins ablaufen, u.a. auch lebenswichtige Funktionen wie z.B. Atmung, Stoffwechsel und Verdauung. Des Weiteren wird das vegetative Nervensystem in das sympathische **(Sympathikus),** das parasympathische **(Parasympathikus)** und das enterische Nervensystem **(ENS, Darmnervensystem)** unterteilt. Das ENS unterliegt dem Einfluss von Sympathikus und Parasympathikus.

Während der Sympathikus die Mobilisierung des Körpers bei Aktivitäten oder in Notfallsituationen anregt, sorgt der Parasympathikus für Regeneration und den Aufbau von Reserven (► **Tab. 1.1**). Die harmonische Tätigkeit der Organe (Eingeweide) setzt ein vegetatives Gleichgewicht zwischen den Gegenspielern Parasymphatikus und Sympathikus – also zwischen Energieverbrauch und Regeneration – voraus.

1.2 Neurotransmitter

Die Erregungs- bzw. Informationsübertragung im Nervensystem von einer Nervenzelle zur anderen erfolgt mittels elektrischer Impulse. Da diese Impulse den Spalt zwischen den einzelnen Nervenzellen (sog. synaptischer Spalt) nicht überwinden können, setzt eine Nervenzelle durch den elektrischen Impuls die jeweiligen benötigten biochemischen Moleküle (Neurotransmitter) frei und kann so die Information an die nächste Nervenzelle weitergeben. Jeder Neurotransmitter hat spezifische Rezeptoren, die nur auf ihn zugeschnitten sind (sog. Schlüssel-Schloss-Prinzip). Bindet der Neurotransmitter an „seinen" Rezeptor, kann erst das chemische Signal wieder in ein elektrisches umgewandelt und ggf. auf dieselbe Art und Weise weitergeleitet werden.

Basierend auf den Aufgaben der verschiedenen Neurotransmitter existieren mittlerweile zahlreiche Medikamente, die die Wirkung des jeweiligen Botenstoffs fördern (Agonisten) oder blockieren (Antagonisten).

Sowohl Parasympathikus als auch Sympathikus benötigen Botenstoffe, um ihre Wirkungen an den verschiedenen Organen zu erzielen. Ein mangelndes

▶ **Tab. 1.1** Wichtigste Wirkungen von Sympathikus und Parasympathikus.

Organ(system)	Wirkung
Aktivierung Sympathikus	
ZNS	Antrieb und Aufmerksamkeit ↑
Augen	Pupillenerweiterung ↑
Herz	Frequenz, Kraft und Blutdruck ↑
Fettgewebe	Triglyzeridabbau und Fettsäurenfreisetzung ↑
Leber	Glykogenabbau und Glukosefreisetzung ↑
Magen-Darm-System	Durchblutung und Peristaltik ↓, Sphinktertonus ↑
Blase	Sphinktertonus ↑, Tonus des Wandmuskels ↓
Speichel	wenig und zähflüssig
Bronchien	Erweiterung
Aktivierung Parasympathikus	
Augen	Pupillenverengung
Herz	Frequenz und Blutdruck ↓
Magen-Darm-System	Sekretion und Peristaltik ↑, Sphinktertonus ↓
Blase	Sphinktertonus ↓, Tonus des Wandmuskels ↑
Speichel	viel und dünnflüssig
Bronchien	Engstellung

↑: erhöht; ↓: verringert

Gleichgewicht im vegetativen Nervensystem, im Speziellen zwischen Parasympathikus und Sympathikus, drückt sich oft in einem Überschuss oder einem Mangel bestimmter Neurotransmitter aus.

Die Neurotransmitter werden anhand ihrer chemischen Struktur eingeteilt:

- Biogene Amine (auch Monoamine genannt): Acetylcholin, Katecholamine (Noradrenalin, Adrenalin, Dopamin), Serotonin, Dimethyltryptamin, Histamin
- Neuropeptide: Endorphine, Enkephaline, Substanz P, Somatostatin, Insulin, Glukagon
- Aminosäuren:
  - inhibitorische Aminosäuretransmitter (γ-Aminobuttersäure = GABA, Glycin, β-Alanin, Taurin),
  - exzitatorische Aminosäuretransmitter (Glutaminsäure, Asparaginsäure, Cystein, Homocystein)

Die für die Entstehung und Aufrechterhaltung funktioneller Erkrankungen wichtigsten Neurotransmitter sind Acetylcholin, Noradrenalin, Adrenalin, Dopamin und Serotonin.

1.2.1 Die wichtigsten Neurotransmitter bei funktionellen Erkrankungen

Acetylcholin (ACh)

Das biogene Amin Acetylcholin gehört zu den wichtigsten Neurotransmittern des peripheren Nervensystems. An der sog. neuromuskulären Endplatte vermittelt es die Übertragung der Information von Nerven an die Muskulatur. Weiterhin kontrolliert es im vegetativen Nervensystem, also sowohl von Sympathikus als auch Parasympathikus gesteuert, die Funktionen von Atmung, Herzschlag, Blutdruck, Verdauung und Stoffwechsel.

Im zentralen Nervensystem sind zahlreiche kognitive Prozesse an Acetylcholin gebunden, von denen jedoch noch nicht alle geklärt sind. Es spielt auf jeden Fall eine wichtige Rolle bei Lernvorgängen und bei der Gedächtnisleistung (Alzheimer-Patienten weisen einen ACh-Mangel auf). Acetylcholin gehört nach γ-Aminobuttersäure (GABA) und Glycin zu den im Gehirn am häufigsten vorkommenden Neurotransmittern.

Noradrenalin (Norepinephrin)

Das Katecholamin Nordrenalin ist sowohl ein Neurotransmitter als auch ein Hormon und wird im Nebennierenmark und im Locus caeruleus des Gehirns produziert. Es ist mit dem Adrenalin eng verwandt. Noradrenalin ist ein wichtiger Neurotransmitter des Zentralnervensystems und des Sympathikus. Es verengt die Arteriolen und erhöht so den Blutdruck, senkt die Herzfrequenz und hemmt die Insulinausschüttung.

Neben Adrenalin und Dopamin gehört Noradrenalin zu den sog. Stresshormonen, d. h. Hormonen, die – gesteuert über den Sympathikus – in Stress-Situationen vermehrt freigesetzt werden, um Energiereserven des Körpers zu mobilisieren. Neuerdings fand man Nordarenalin-Rezeptoren auf der Oberfläche von Melanomzellen und vermutete eine stressbedingte Wachstumsförderung durch Katecholamine. Daraufhin wurden Betablocker (Propanolol) zur Therapie eingesetzt, mit dem Ergebnis, dass, laut einer retrospektiven Auswertung des dänischen Krebsregisters, eine deutlich reduzierte Sterblichkeit von Patienten vorlag.

Adrenalin (Epinephrin)

Adrenalin ist wie das Noradrenalin sowohl ein Neurotransmitter als auch ein Hormon. Es wird im Nebennierenmark gebildet und vermittelt eine Steigerung der Herzfrequenz, einen Anstieg des Blutdrucks, eine Erweiterung der Bronchiolen (Erleichterung der Atmung), eine schnelle Bereitstellung von Energiereserven durch Fettabbau (Lipolyse) sowie die Freisetzung und Biosynthese von Glukose. Es reguliert die zentrale Durchblutung und hemmt die Magen-Darm-Tätigkeit, indem es eine Erschlaffung der glatten (Darm-)Muskulatur bewirkt (Hemmung der Peristaltik, ► **Kap. 4**). Ebenso führt Adrenalin zu einer Kontraktion des Schließmuskels der Harnblase (► **Kap. 6**).

Dopamin (DA)

Dopamin ist ein Neurotransmitter des Zentralnervensystems und des Sympathikus und wird im Volksmund auch gerne als Glückshormon bezeichnet. Es entsteht aus der Aminosäure Tyrosin und ist ein Zwischenprodukt bei der Biosynthese von Adrenalin. Dopamin steigert die Durchblutung der inneren Organe und damit auch die renale Perfusion, beeinflusst die extrapyramidale Motorik, bremst die Magenentleerung und kann Übelkeit und Erbrechen auslösen. Bei der Regulation des Hormonhaushalts spielt es ebenfalls eine Rolle.

Veränderungen des Dopaminhaushalts werden häufig in Zusammenhang mit Psychosen und verschiedenen Störungen des zentralen Nervensystems gebracht. Das beim Drogenkonsum entstehende „High"-Gefühl ist auf eine verstärkte Dopamin-Ausschüttung zurückzuführen (dopaminerges Belohnungssystem), ebenso wie ein Abfall der Dopamin-Konzentration zu depressiven Verstimmungen führen kann.

Die Wirkung der Dopaminausschüttung hängt vom Dopamin-Rezeptortyp ab. Zurzeit werden 5 verschiedene Dopamin-Rezeptoren (D_1 bis D_5) unterschieden.

Serotonin (5-Hydroxytryptamin (5-HT) oder Enteramin)

Das biogene Amin Serotonin ist ebenfalls ein Hormon und ein Neurotransmitter. Es wird aus der Aminosäure L-Tryptophan gebildet. Etwa 95% des gesamten, körpereigenen Serotonins (ca. 10 mg) befinden sich im Magen-Darm-Trakt, wovon etwa 90% in den sog. enterochromaffinen Zellen gespeichert werden und die übrigen 10% in den Nervenzellen des Darmnervensystems (► **Kap. 4**) zu finden sind.

Die zahlreichen Funktionen des Serotonins werden über mindestens 14 verschiedene Serotonin-Rezeptoren (5-HT-Rezeptoren) vermittelt, die in 7 Familien (5-HT_1 bis 5-HT_7) untergliedert werden. Aus dieser Vielzahl an Serotonin-Rezeptoren erklären sich die komplexen und oft auch gegensätzlichen Funktionen des Serotonins.

Im **Magen-Darm-Trakt** sorgt es als Neurotransmitter für die Darmbeweglichkeit und den Transport von Nahrungsbrei, vermittelt aber auch die auslösenden Reize für Übelkeit und Erbrechen (unter Beteiligung des N. vagus) sowie die Informationen zu Schmerzen im Darmbereich (unter Beteiligung der Spinalnerven). Die Ausschüttung von Serotonin als Hormon aus den enterochromaffinen Darmzellen erfolgt durch erhöhten Darminnendruck infolge Nahrungsaufnahme und resultiert in einer Verstärkung der Darmperistaltik und Nahrungspassage. Jedoch können auch Aromastoffe, wie z.B. Lavendelöl, zu einer Aktivierung der Serotoninausschüttung aus den enterochromaffinen Zellen und somit zu einer Anregung der Darmmotilität führen.

An der Vermittlung der Wirkung des Serotonins im Magen-Darm-Trakt sind insbesondere die Serotonin-Rezeptoren 5-HT_3 und 5-HT_4 beteiligt (► **Kap. 4.4.3**). Auf einer Stimulierung von 5-HT_4-Rezeptoren beruht z.B. die die Darmmotilität anregende Wirkung einiger Prokinetika wie z.B. Cisaprid und Metoclopramid (MCP, eigentlich ein Dopamin-Antagonist). Sie werden bei der Behandlung verschiedener Magen-Darm-Störungen (Bauchschmerzen, Verstopfung, Blähungen und Erbrechen) eingesetzt. Der 5-HT_4-Rezeptor-Agonist Tegaserod wurde in den USA zur Therapie des Reizdarmsyndroms zugelassen, aber nach kurzer Zeit wegen Sicherheitsbedenken wieder vom Markt genommen.

Im **Zentralnervensystem** ist Serotonin u.a. beteiligt an Schmerzempfindung, Gedächtnisleistung, Schlafsteuerung, Ess- und Sexualverhalten und hat Auswirkungen auf die Stimmungslage.

Ein erhöhter Serotoninspiegel im Gehirn führt zu Euphorie, aber auch nicht selten zu Unruhe und Halluzinationen. Depressive Verstimmungen, Angst und impulsive Aggressionen lassen sich neurochemisch häufig auf einen Serotoninmangel zurückführen. Die Tatsache, dass Serotonin aus dem synaptischen Spalt durch Wiederaufnahme eliminiert wird, machen sich verschiedene Psychopharmaka zunutze (selektive Serotonin-Wiederaufnahme-Hemmer), die diese Wiederaufnahme blockieren und so die Serotonin-Konzentration in der Gewebeflüssigkeit erhöhen.

Wegen seiner Wirkungen auf die Stimmungslage wird Serotonin ebenso wie Dopamin und Noradrenalin im Volksmund auch oft als „Glückshormon" bezeichnet. Der „glücklichmachende" Konsum von Genussmitteln wie z.B. Schokolade ist jedoch zurückzuführen auf die enthaltene Aminosäure Tryptophan, der Vorstufe von Serotonin, die im Körper dann zu Serotonin verstoffwechselt wird.

2 Stress und seine Folgen

Die Weltgesundheitsorganisation (WHO) hat Stress zu einer der größten Gesundheitsgefahren des 21. Jahrhunderts erklärt. Seit 1990 sind die Behandlungsfallzahlen und die Behandlungstage bei psychischen Erkrankungen um 58% gestiegen (Barmer-GEK-Report Krankenhaus 2011). Überlastungen in Beruf und Alltag führen oft zu funktionellen körperlichen Beschwerden und psychischen Befindlichkeitsstörungen wie Nervosität, Erschöpfung, Schlaflosigkeit oder depressiven Episoden, die in Ihrer Gesamtheit auch als Burn-out-Syndrom bezeichnet werden. Diese in unserer schnelllebigen Industriegesellschaft zunehmenden psychischen Reaktionen sind Warnsignale, die darauf hinweisen, dass Körper und Seele dem Druck nicht mehr standhalten und nach einem Ventil suchen.

Stress wird definiert als eine körperliche Reaktion auf Anforderungen oder Belastungen, die dazu führt, dass zur Bewältigung der Stresssituationen Ressourcen bereitgestellt werden. Der Begriff „Stress" wurde erst in den 30er-Jahren von dem Mediziner Hans Selye geprägt, der ihn aus der Physik entlehnt hatte, um so eine „unspezifische Reaktion des Körpers auf jegliche Anforderung" zu beschreiben. Zwar ist im heutigen Sprachgebrauch mit dem Begriff Stress in der Regel immer der negative Stress verknüpft, dennoch deutet diese Definition an, dass Stress nicht nur negativ zu begreifen ist. Stress ist auch lebensnotwendig, denn die Stressreaktion sorgt für die Freisetzung großer Energien im Körper, um die Bewältigung einer Belastung schnell und effizient zu ermöglichen. Anders ausgedrückt, verhilft Stress zu einer unmittelbaren Flucht- und Kampfbereitschaft, die für unsere Vorfahren tatsächlich lebensrettend war. Die Stressreaktion des Körpers ist seit diesen Zeiten gleich geblieben, während die Gefahren sich ganz erheblich gewandelt haben; für die „Gefahren", denen der moderne Mensch im 21. Jahrhundert speziell in den westlichen Industrienationen ausgesetzt ist, hat der Körper kein adäqates Programm zur Abwendung entwickelt.

2.1 Formen von Stress und Stressphasen

Unter **Eustress** versteht man den positiven Stress, der den Organismus positiv beeinflusst. Situationen, in denen Eustress auftritt, erscheinen dem Betroffenen bewältigbar und der Eustress erhöht sowohl die Aufmerksamkeit als auch die Leistungsfähigkeit des Organismus, ohne schädliche Auswirkungen zu haben. Das Erleben von Eustress ist eng verknüpft mit der Motivation zu bestimmten Leistungen und Glücksgefühlen.

Disstress entsteht, wenn der Mensch sich Stressoren ausgesetzt sieht, die er als bedrohlich, unangenehm oder als Überforderung empfindet. Unter dem Einfluss von Disstress ist der Körper stark angespannt und je häufiger Distress auftritt bzw. je länger er anhält, umso stärker sinken Konzentrationsfähigkeit und Leistungsbereitschaft.

Es lassen sich **3 Stressphasen** unterscheiden:

1. In der **Alarmphase** stellt sich der Körper durch vermehrte Ausschüttung von Adrenalin und Glukokortikoiden auf die „drohende" Gefahr ein. Fehlt anschließend die ausgleichende Reaktion, dann machen sich schon erste Stresssymptome bemerkbar, wie z. B. Übererregtheit, Kopfschmerzen, Unkonzentriertheit, Schlafstörungen, Verspannungen und Unruhe.
2. Während der folgenden **Widerstandsphase** versucht der Körper, die Stresssituation durch vermehrte Aktivierung des Parasympathikus auszugleichen. Da der Sympathikus jedoch meistens noch zeitgleich aktiv ist, kann es zu widersprüchlichen Symptomen während der An- und Entspannung kommen, wie z. B. abwechselnde Verstopfungs- und Durchfallphänomene (► **Kap. 4**), Atembeschwerden, Migräne, Herzrasen und auch instabile Herz-Kreislauf-Situationen.
3. Die **Erschöpfungsphase** tritt sehr häufig ein, wenn innerhalb der Widerstandsphase keine Erholung möglich war. Es liegen häufig erhöhte Glukokortikoidspiegel neben erniedrigten Adrenalinspiegeln (Folge der verminderten NNM-Produktion) vor. Dennoch werden Sympathikus und Parasympathikus weiterhin parallel aktiviert, woraus widersprüchliche Wirkungen resultieren und eine Regeneration des gesamten Organismus dauerhaft ausbleibt.

2.2 Stress-Typen

Offensichtlich gibt es unterschiedliche Stressausprägungen bei Mann und Frau. Während gestresste **Frauen** im Vergleich zu Männern vermehrt chronisch erschöpft, häufiger schlaflos, öfter von Kopfschmerz bzw. Migräne geplagt und eher mental verstimmt sind, leiden **Männer** hingegen eher unter Magenschleimhautentzündung (Gastritis), Hörsturz oder Tinnitus.

Unabhängig vom Geschlecht kann sich Stress auch, je nachdem, ob der Betroffene eher ein Wind-Typ oder ein Feuer-Typ ist, ganz unterschiedlich äußern:

- Der **Wind-Typ:** Dieser Typ ist in Stressphasen müde, erschöpft und antriebslos. Er zieht sich dabei zurück, fühlt sich hilf- und hoffnungslos und kann auch unter depressiven Phasen leiden. Der Anstieg des Kortisol-Spiegels führt zu einer Unterdrückung des Immunsystems und damit auch zu einem erhöhten Risiko, an chronisch entzündlichen Erkrankungen zu erkranken.

- Der **Feuer Typ:** Dieser Typ steht dauerhaft unter „Strom", er ist sehr aktiv, unruhig und kann dabei auch aggressiv werden. Hier kommt es zu einer verstärkten Ausschüttung von Adrenalin und Noradrenalin und dabei zu Herzfrequenzerhöhung, Hypertonie und Hyperhidrosis. Die Folge können sehr häufig Herz-Kreislauf-Erkrankungen sein (z. B. Herzinfarkt).

2.3 Psychophysiologie von Stress

2.3.1 Das limbische System

Die Bezeichnung „limbisches System" geht zurück auf Paul Broca, der 1878 als Erster für die Strukturen in der Mitte des Gehirns, die den Hirnstamm wie einen Saum (limbisch ist abgeleitet vom lateinischen Begriff „Limbus" = Saum) umgeben, den Begriff „limbischer Lappen" prägte.

Zum limbischen System (▶ **Abb. 2.1**) gehören

- der Hippokampus,
- die Amygdala (Mandelkern),
- der Hypothalamus
- sowie Anteile des Thalamus.

Es ist sowohl mit dem Stammhirn als auch mit dem Großhirn verbunden. Alles, was der Mensch in seiner Umwelt wahrnimmt (Objekte, Personen, Handlungen), wird im limbischen System affektiv verknüpft. Deshalb wird es auch als „emotionales Gehirn" bezeichnet. Zu seinen wichtigsten Funktionen gehören die emotionale Verhaltensbewertung und -steuerung; hierzu zählen sowohl negative Ereignisse wie Flucht, Verteidigung und Stress als auch positive Erlebnisse.

Neben der emotionalen Bewertung der Umwelt ist das limbische System gleichzeitig für die Ausschüttung von Hormonen und Neurotransmittern (▶ **Kap. 1.2**) zuständig.

Psychische Erkrankungen wie Depression oder Angststörungen werden damit erklärt, dass die „Normalfunktionen" limbischer Zentren verändert sind. Es bestehen deutlich von der Norm abweichende Schwankungen bezüglich der Produktion und der Interaktion der Neurotransmitter Dopamin, Serotonin und Noradrenalin. Dabei kann ein bestimmtes limbisches Zentrum betroffen sein oder eine Störung des Gleichge-

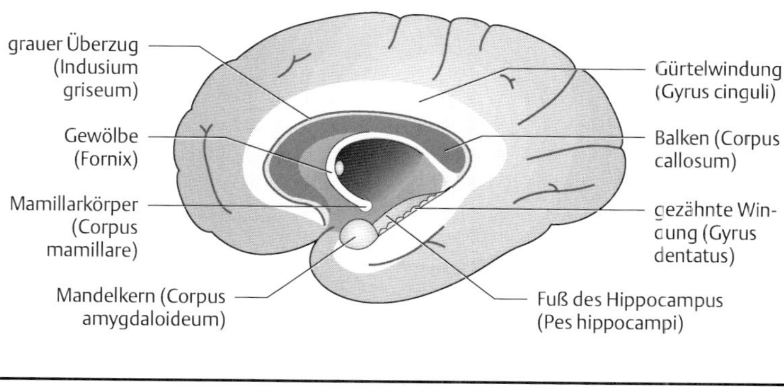

▶ **Abb. 2.1** Das limbische System.

wichts zwischen verschiedenen Zentren vorliegen.

Neben den bereits beschriebenen vielfältigen Aufgaben ist das limbische System auch an der übergeordneten **Regulation vegetativer Grundfunktionen** beteiligt. Es steht in enger Interaktion zum Hypothalamus, der vegetative Funktionen wie Körpertemperatur, Energie- und Wasserhaushalt, Wach-Schlaf-Rhythmus, Nahrungsaufnahme, Libido und Sexualverhalten reguliert. Der Hypothalamus greift via Releasing-Hormonen in den hypophysären Hormonstoffwechsel ein und übt so Einfluss auf die Funktionen von Schilddrüse und Nebenniere sowie auf Stoffwechselvorgänge aus.

Bei chronischem Stress können die verschiedenen Hormondrüsen in unterschiedlicher Reihenfolge dekompensieren. Zuerst erschöpft sich die Nebenniere, dann die Bauchspeicheldrüse, später dann die Schilddrüse und die effektorischen Drüsen der Geschlechtshormone. Hierbei besteht auch eine enge Beziehung zwischen Nebenniere und Schilddrüse. Kortisol wirkt dabei als Gegenspieler zu den Schilddrüsenhormonen, da es die Umwandlung von T_4 in T_3 und die Ausschüttung von TRH blockiert. Zudem kann die Verwertung von T_3 bei einem Hypokortisolismus nachlassen. Eine Nebennierenschwäche kann dauerhaft eine latente Hypothyreose nach sich ziehen. Auch das Progesteron arbeitet eng mit den Schilddrüsen- und Stresshormonen zusammen. Sinkt nämlich durch chronischen Stress der Progesteronspiegel, kommt es infolge zu einer relativen Östrogendominanz. Diese kann wiederum dazu führen, dass vermehrt schilddrüsenhormonbindende Proteine gebildet werden und daraus eine subklinische Hypothyreose entsteht. Ebenso kann es zu einer Erhöhung der Bildung kortisolbindender Proteine kommen, was eine weitere Reduktion der Kortisolproduktion nach sich zieht.

2.3.2 Vegetatives Nervensystem (Aktivierung von Sympathikus und Parasympathikus)

In unserer schnelllebigen und lauten Zeit sind wir einer ständigen Überflutung durch optische, akustische und elektromagnetische Reize ausgesetzt. Psychische und emotionale Überlastung durch Beruf und Familie stellen an uns weitere Herausforderungen. Stressoren wie Existenzängste, familiäre Probleme oder ständiger Leistungsdruck versetzen uns in höchste Alarmbereitschaft.

Im Mittelpunkt dabei steht das vegetative Nervensystem, mit seinen beiden Bestandteilen Parasympathikus und Sympathikus. Dieses ermöglicht dem Menschen schnellstmögliche Anpassungen an wechselnde Umweltbedingungen. Wobei der Parasympathikus den Körper entspannen soll und der Sympathikus den Körper zur Leistungsfähigkeit befähigen soll.

Unter physiologischen Bedingungen sind in der Regel beide Teilsysteme des vegetativen Nervensystems gleichzeitig aktiv, sodass keine einseitige Funktionsänderung vorliegt, sondern eine **synergistische Wirkung** im Sinne einer „konzentrierten Aktion", in der sich Sympathikus und Parasympathikus gegenseitig dynamisch ergänzen und beeinflussen. Störungen dieses Gleichgewichts durch Krankheiten oder eine psychosomatische Interaktion manifestieren sich in Form vegetativer Beschwerden. Von dieser Vorstellung leitet sich der Begriff der **vegetativen Dystonie** ab, der in jüngerer Zeit weitgehend durch den Terminus „psychovegetative Störung" abgelöst worden ist. Die vegetative Dystonie (oder auch funktionelles Syndrom) fasst eigentlich nur all die Symptomatiken zusammen, die durch den einfachen Oberbegriff „Stress“ verursacht werden. Es ist davon auszugehen, dass psychovegetative Störungen bei gegebener Prädisposition auch zu Organveränderungen führen können wie z. B. Asthma bronchiale, Ulcus duodeni et ventriculi oder Colitis ulcerosa usw.

Stress, unabhängig von der Ursache, bewirkt zuerst eine **Aktivierung des Sympathikus,** was zu einer vermehrten Ausschüttung von Katecholaminen (z. B. Adrenalin und Noradrenalin) aus dem Nebennierenmark (NNM) führt, später bei lang anhaltendem Stress u. U. auch zu einem Adrenalinmangelsyndrom. Die Ansprechbarkeit der Reflexe ist erhöht, komplizierte Denkprozesse laufen erschwert ab, das Herz pumpt mit einer höheren Frequenz, die Lunge arbeitet verstärkt, um mehr Sauerstoff ins Blut zu transportieren, die Schweißbildung ist erhöht.

Die Aktivierung des Sympathikus zieht z. B. folgende Körperreaktionen nach sich:

- erhöhte Reflextätigkeit
- Pupillenerweiterung
- Bronchienerweiterung
- erhöhte Herzfrequenz
- verbesserte Durchblutung der Muskulatur
- verbesserte Sauerstoffversorgung
- Blutdruckerhöhung
- abnehmende Verdauungstätigkeit/verminderte Peristaltik
- Tonuserhöhung der Schließmuskeln von Blase und Darm
- Steigerung der Glykogenolyse und Glukoneogenese
- Steigerung der Lipolyse und Ketogenese
- vermehrte Ausschüttung von Glukokortikoiden

Die **Aktivierung des Parasympathikus** setzt ein, wenn die Gefahr bzw. der Stress vorüber ist. Er leitet dann die Gegenregulation ein: Herzfrequenz, Blutdruck, Atmung, Verdauung, Stoffwechsel und Schweißproduktion normalisieren sich wieder.

Anders verhält es sich, wenn Phasen der Anspannung keine Entspannungsphasen folgen, wenn also Körper und Psyche unter Dauerfeuer geraten. Der dann vorliegende Disstress führt zu einem dauerhaft erhöhten Sympathikotonus mit psychovegetativen Erscheinungen wie Hypertonie, übermäßigem Schwitzen, funktionellen Herz- und Magenbeschwerden, sexuellen Funktionsstörungen oder chronischer Müdigkeit (Burnout-Syndrom). Die Muskulatur ist permanent angespannt, es entstehen Hartspann und Myogelosen. Durch Dauerstress ist die zellvermittelte Immunität supprimiert: Abwehrschwäche und Infektanfälligkeit folgen. Nervosität und innere Unruhe, oft gepaart mit Schlafstörungen, sind zwingende Folgen permanenter psychischer und emotionaler Überlastung. Gelingt es nicht, den Teufelskreis rechtzeitig zu durchbrechen, gesellen sich auf lange Sicht Niedergeschlagenheit, Resignation sowie depressive Verstimmungen hinzu.

Werden psychische und vegetative Regulationskräfte auf Dauer überlastet, führt dies letztlich, je nach individueller Konstitution, über kurz oder lang zur Erschöpfung. Sorgen und Kummer erzeugen innere Unruhe und Erregung. Mangelnde Entspannungsfähigkeit und Schlaflosigkeit treten hinzu. Dem Körper ist durch den Schlafentzug die Regenerationsmöglichkeit genommen, früher oder später sind die Patienten förmlich „ausgebrannt“. Obwohl die Patienten über Energiemangel, Schwindel, Kälteempfindung und bleierne Müdigkeit klagen, bestehen oft zugleich innere Agitation und Nervosität.

Die Tatsache, dass die Kaskade zur Aktivierung des vegetativen Nervensystems allein durch Emotionen in Gang gesetzt werden kann, weist auf die Möglichkeit hin, dass auf diesem Wege auch organische Störungen entstehen können. Sie werden wegen ihrer ursächlichen Verknüpfung sinngemäß als **psychosomatische Erkrankungen** bezeichnet.

Aus Tierexperimenten ist bekannt, dass besonders die lange Dauer von Stresssituationen und deren ständige Wiederkehr – nicht so sehr die Intensität – zur Ausbildung von organischen Störungen, z.B. zu Bluthochdruck, führen können. Ebenso konnten jetzt Wissenschaftler des Max-Planck-Instituts zeigen, das Stress sowohl die Bildung und Ausschüttung des Beta-Amyloid-Proteins fördert als auch die vermehrte Bildung von Stresshormonen im Tierversuch im Gehirn verstärkt phosphoryliertes Tau-Protein entstehen lässt, wodurch Gelerntes wieder schneller vergessen wird (Sotiropoulos et al. 2011).

2.4 Auswirkungen von Stress auf den Organismus

2.4.1 Bindegewebe

Da die Grundsubstanz mit dem Kapillarsystem über die endokrinen Drüsen und über die frei endenden Nervenendigungen mit dem ZNS bzw. die Grundsubstanz mit dem Mittelhirn in Kontakt steht, können sich dauerhafte Belastungen des ZNS negativ auf das Bindegewebe auswirken, aber genauso kann man über die Regeneration des Bindegewebes positiven Einfluss auf das ZNS nehmen. Deshalb kann auch dauerhafter psychischer Stress (oxidativer Stress → Oxidationsmüll) über die vermehrte Bildung von freien Radikalen zu einer Stresslast im Bindegewebe führen. Zudem kann eine inadäquate Stressbewältigung, wie sie sich durch Dauerstress entwickeln kann, die Entzündungsbereitschaft des Bindegewebes – nicht nur durch die vermehrte Bildung freier Radikale, sondern auch über die vermehrte Freisetzung von Entzündungsmediatoren – erhöhen. Man spricht in diesem Zusammenhang auch von einer **neurogenen Entzündung**, die auch mittlerweile bei der anamnestischen Betrachtung der Fibromyalgie eine Rolle spielt.

Die neurogen entzündlich veränderte Grundsubstanz kann wiederum von sensiblen Axonen als Schmerzinformation nach zentral mit der Gefahr der Schmerz-Verselbstständigung (Dauerschmerz bzw. Ausbildung eines Schmerzgedächtnisses) weitergeleitet werden. Typisch für eine gestörte Stress-Reaktions-Verarbeitung ist ein dauerhaft zu hoher Glukokortikoidspiegel, der später zu einem Hypokortisolismus führt. Die Glukokortikoide begünstigen den Kollagenabbau und die Einschmelzung der Bindegewebsgrundsubstanz. Bei Entzündungen (► **Kap. 2.4.4**) spielen solche Erscheinungen eine erhebliche Rolle.

Stress endet immer an den Gefäßen und an den synaptischen Endtarsen des vegetativen Nervensystems im Grundgewebe der Matrix. Das Auseinanderfallen der regulativen Beziehungen zwischen Grund- und Immunsystem bei irreversibler Regulationsstarre wird von einer weitgehenden Erschöpfung des Hypophysen-Nebennierenrinden-Systems begleitet. Bedingt durch Dauerreize (Stress) ist das Reiz-Reaktions-Verhalten der Grundregulation maßgeblich eingeschränkt. Es kommt zum sog. Adaptionsbzw. Erschöpfungssyndrom (► **Kap. 9**).

2.4.2 Hypothalamus-Hypophysen-Nebennierenrinden-Achse

Sowohl physischer als auch psychischer Stress kann nachhaltige Auswirkungen auf das körperliche und seelische Wohlbefinden des Menschen haben. Bei positivem Stress (Eustress) zeigt sich eine weniger belastende Wirkung auf die Person, bei negativem Stress (Disstress) überwiegen die Mobilisierung und die Immununterdrückung durch Kortison. Normalerweise kommt es durch die Kopplung zwischen dem Nervensystem und der Kortisonachse zu einer raschen Herunterregulation der Stressantwort; Dauerbelastung kann jedoch zur Überaktivierung und zu einer dauerhaften hormonalen Stresskonstellation führen. Bei Menschen in einer dauerhaften Stresssituation führt dies häufig zu einer permanenten Aktivierung der Kortisonachse.

Bleibt eine stressauslösende Situation dauerhaft bestehen, wird die **Hypothalamus-Hypophysen-Nebennierenrinden-Reaktionskette** in Gang gesetzt. Hierzu werden zunächst bestimmte Nervenzellen im Hypothalamus aktiviert. Dabei wird CRH (Cortico-Releasing-Hormon) freigesetzt, welches in der Folge den Hypophysen-Vorderlappen zur Bildung von ACTH (adrenokortikotropes Hormon) anregt, das wiederum die Nebennierenrinde zur Bildung von Kortisol anregt (→ Hyperkortisolismus). Kortisol ist neben Adrenalin das zweitwichtigste Stresshormon und kann bei Dauerstress und somit erhöhter Produktion das Immunsystem supprimieren und Depressionen begünstigen.

Stresshormon-Bestimmung aus dem Speichel

Die Analyse stressrelevanter Hormone, wie z. B. Kortison, im Speichel weist deutliche Vorteile gegenüber der Bestimmung im Blut auf. Neben der bequemen und schmerzlosen Probengewinnung ist die Speichel-Analyse besonders aussagekräftig: Während etwa 95–99 % der Hormone (z. B. Kortison) im Blut an Eiweiße gebunden sind, liegen Hormone im Speichel ausschließlich in ihrer freien, biologisch aktiven Form vor. Die Menge an freien Hormonen, die in den Speichel gelangt, ist hierbei repräsentativ. Da die Konzentration und Aktivität zahlreicher Hormone zumindest indirekt an die Hirnanhangsdrüse gekoppelt ist, unterliegt sie auch ähnlichen tageszeitlichen Schwankungen. Einzelne Messwerte können somit keine zuverlässige Aussage über krankhafte Veränderungen von Hormonkonzentrationen liefern. Optimalen Einblick in eventuelle Abweichungen von Normwerten erlaubt deshalb die Erstellung von Hormon-Tagesprofilen.

2.4.3 Nitrostress (nitrosativer Stress)

In Analogie zum **oxidativen Stress,** bei dem freie Sauerstoffradikale das Gleichgewicht im Körper verschieben, bezeichnet man die überschießende Bildung des Radikals Stickstoffmonoxid und seiner Folgeprodukte Peroxinitrit, Nitrotyrosin und Nitrophenylessigsäure als Nitrostress.

Stickstoffmonoxid (NO) ist ein freies Radikal, das in fast allen menschlichen Zellen existent ist. Es besitzt eine nur kurze Wirkdauer, verfügt aber über eine hohe biologische Aktivität. Die Bildung von NO wird durch das Enzym NO-Synthetase aus L-Arginin katalysiert. Citrullin und Wasser bilden sich dabei als Nebenprodukte. So kann Citrullin als Marker im Urin für die NO-Bildung herangezogen werden.

Zu den **Stressoren,** die Nitrostress auslösen können, gehören u. a.:

- Infektionen
- Toxine
- Chemikalien
- Stress
- Ernährung
- Ozon
- Radioaktivität
- Schwermetalle

Die Erhöhung der NO-Synthese wirkt sich dauerhaft negativ auf die Funktionsfähigkeit verschiedenster Organe aus. Ausgelöst wird diese Reaktion auch vor allem durch Entzündungsreaktionen, die wiederum durch Stress mitbedingt sind. Proinflammatorische Zytokine (IL-1, IL-6, IL-8, TNF-α, INF-γ) stimulieren die Makrophagen und Leukozyten-Aktivität und darüber die NO-Synthese (► **Abb. 2.2**).

Durch einen NO-Überschuss kommt es zur zusätzlichen Bildung von **Peroxinitrit,** das aus einer Reaktion von Stickoxiden mit Superoxiden hervorgeht und

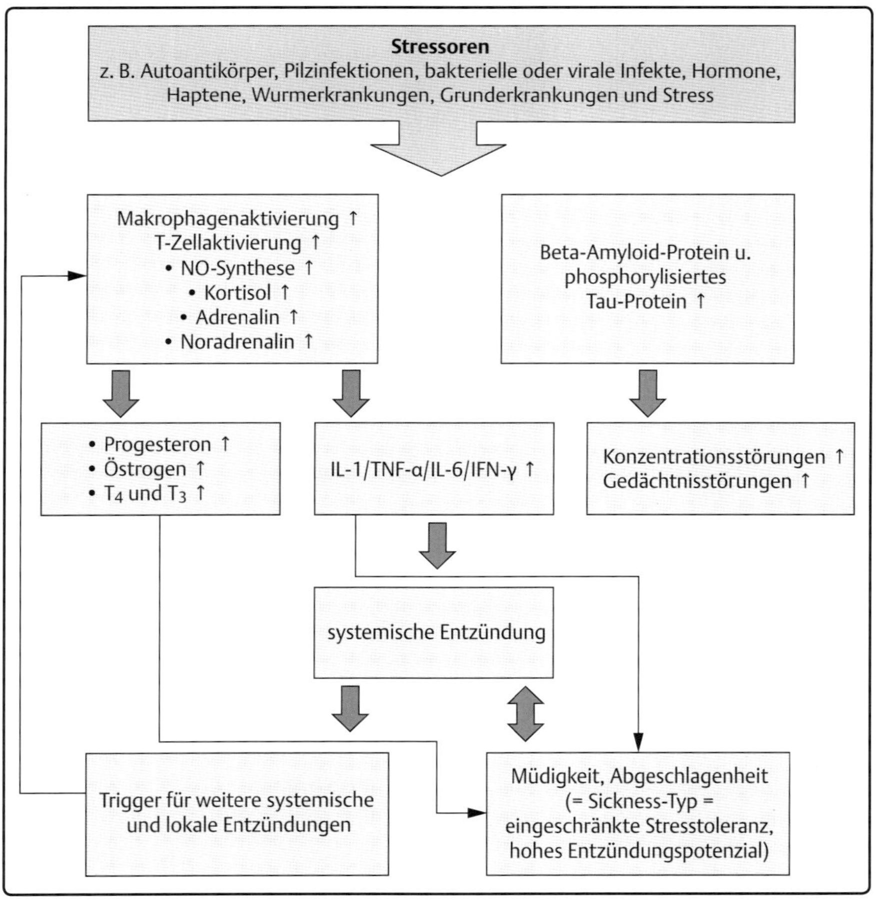

► **Abb. 2.2** Auswirkungen verschiedener Stressoren auf den Organismus (Abkürzungen: IFN-γ = Interferon gamma; IL-1 = Interleukin 1; NO = Stickstoffmonoxid; TNF-α = Tumornekrosefaktor alpha; ↓ = erniedrigt; ↑ = erhöht).

und zur Folge hat, dass nitrosativer und oxidativer Stress gleichzeitig vorliegen. Peroxinitrit besitzt eine starke Bindungsfähigkeit zu aromatischen Aminen, z.B. Tyrosin und Tryptophan (5-HT → Vorstufe für Serotonin), was sich dauerhaft negativ auf die Neurotransmitter (Serotonin)- und Hormonsynthese (z.B. Thyroxin) auswirkt.

Letztendlich bewirkt die Peroxinitritbildung die Entstehung von **Stoffwechselfehlsteuerungen** in Form von:

- Vitamin B_{12}- Mangel → Anämie, Müdigkeit etc.
- Cholesterinerhöhung
- verminderte Steroidhormonsynthese
- verminderte Bildung der Schilddrüsenhormone
- Störung der Häm-Synthese
- Störungen der Neurotransmittersynthese
- Störung der Melatonin- und Melaninbildung

Diese komplexen Funktionsstörungen führen zu Erkrankungen wie z.B. dem chronischem Müdigkeitssyndrom, der MCS, posttraumatischen Stresserkrankungen.

Die zelluläre Hypoxie (Sauerstoffmangelversorgung) führt zu chronischen Energiedefiziten. Dies betrifft vor allem Organe wie das ZNS und die Muskulatur. Die unzureichende Energiekapazität äußert sich in einer extremen psychischen und physischen Erschöpfung mit immer länger werdenden Erholungsphasen (Burn-out-Syndrom, ▸ **Kap. 9**).

Die Folgen solcher neuroendokriner Immundysfunktionen sind z.B.:

- chronisches Erschöpfungssyndrom („chronic fatigue syndrome", CFS)
- vielfache Chemikalienunverträglichkeit („multiple chemical sensitivity", MCS)
- Depressionen
- Burn-out-Syndrom (▸ **Kap. 9**)
- Reizdarmsyndrom (▸ **Kap. 4**)
- Restless-Legs-Syndrom (RLS)
- Migräne
- schmerzhafte Regelblutung (Dysmenorrhö)
- Arthritis
- Schlaflosigkeit
- Fibromyalgie-Syndrom (FMS)

2.4.4 Zusammenhang Entzündungen und Stress

Personen bzw. Patienten, die mit entzündlichen Erkrankungen zu tun haben, leiden nicht selten parallel unter Müdigkeit, Abgeschlagenheit, Schlafstörungen und/oder sogar Depressionen. Forscher der Friedrich-Alexander-Universität Erlangen (2011) und des Universitätsklinikums Erlangen (2011) identifizierten als Auslöser der Symptome dafür den **Tumornekrosefaktor alpha** (TNF-α). Die Forschungsergebnisse lassen sich wahrscheinlich auf eine ganze Reihe weiterer entzündlicher Erkrankungen und auch Infektionen übertragen.

Genauso kann aber auch dauerhafter Stress als Stressor fungieren und Entzündungsreaktionen nach sich ziehen, welche dann wieder zu einer vermehrten Ausschüttung von TNF-α führen (▸ **Abb. 2.2**).

Systemische Beschwerden bei Entzündungskrankheiten sind:

- diffuse Schmerzen in Knochen, Weichteilen und Gelenken
- Hautreaktionen
- allgemeine Ruhelosigkeit, Schlafstörungen
- Ängste, Depressionen
- Erschöpfung, Leistungsmangel, Müdigkeit
- kognitive Störungen (z.B. Konzentrationsstörungen)
- Zephalgien, Schwindel

- chronische Funktionsstörungen unterschiedlicher Schleimhautareale (z. B. Magen-Darm-Schleimhaut → Reizmagen/Reizdarm/Reizblase etc.)

2.4.5 Krebserkrankungen

Die Entstehung einiger Krebserkrankungen kann ebenfalls auf Dauerstress zurückgeführt werden. Gerade durch den bei Dauerstress entstehenden **Adrenalinmangel** (Adrenalin wird in hohen Mengen ausgeschüttet), entstehen folgende Fehlfunktionen im Organismus (► **Abb. 2.3**):

- Der Zuckerabbau in den Zellen ist nicht mehr möglich, der Körper muss mehr Insulin produzieren, was langfristig zum Diabetes mellitus Typ 2 führt.
- Die Lipolyse ist nicht mehr möglich und somit ist der Umbau von Zucker

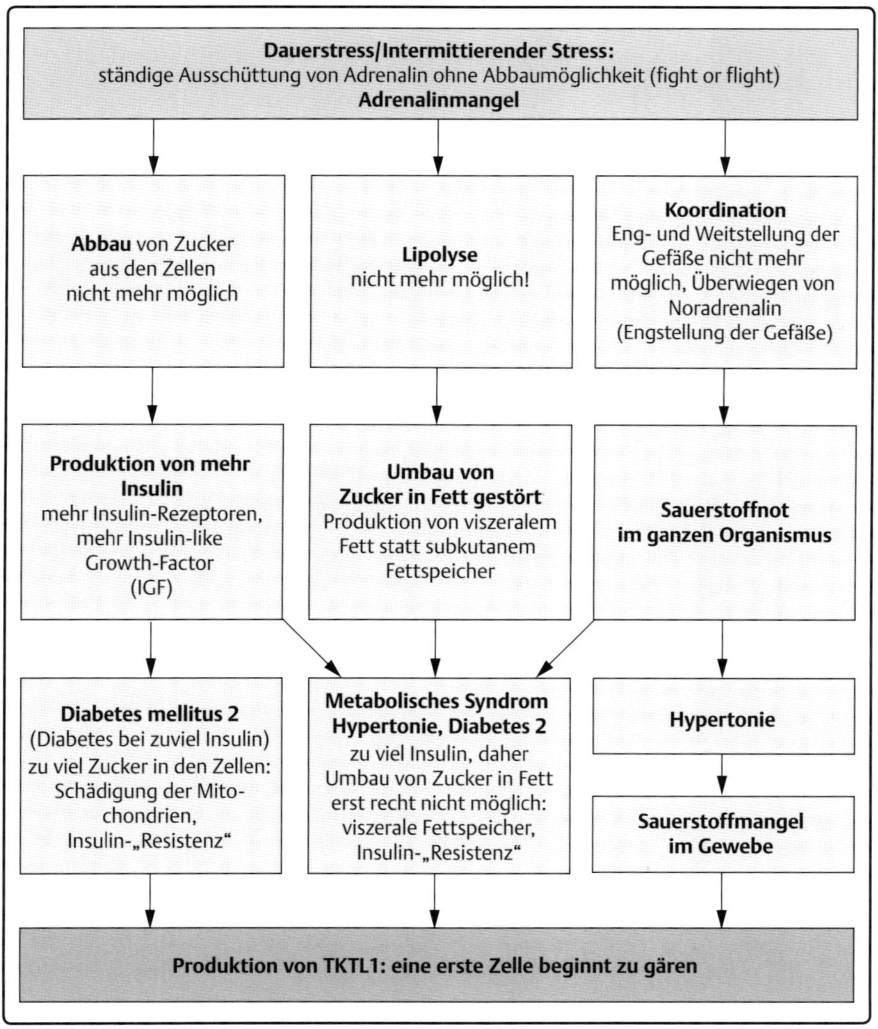

► **Abb. 2.3** Die Krebskaskade nach Dr. Fryda (Abkürzungen: IGF = insulin-like growth factor (insulinähnliche Wachstumsfaktoren); TKTL1 = transketolase-like-1; ↓ = erniedrigt; ↑ = erhöht).

in Fett gestört, infolgedessen werden mehr viszerale statt subkutane Fettspeicher gebildet. Ein Metabolisches Syndrom, Hypertonie, Diabetes Typ 2 können entstehen.
- Die Weitstellung der Gefäße ist nicht mehr gewährleistet, da Noradrenalin, das für die Engstellung der Gefäße zuständig ist, überwiegt. Eine Hypertonie und in der Folge ein Sauerstoffmangel im Gewebe entsteht.

In dieser Situation beginnt die Produktion von Transketolase-like-1 in einigen Zellen des Organismus. Transketolase-like-1 ist ein der Transketolase verwandtes Enzym und katalysiert dieselben Reaktionen. Es ist bei verschiedenen neurodegenerativen Erkrankungen, Diabetes mellitus und einigen Krebserkrankungen zu finden. Dieses Enzym ist bei schnell wachsenden, bösartigen Tumorzellen für deren biochemische Eigenschaft verantwortlich, auch bei genügender Sauerstoffversorgung einen anaeroben Stoffwechselweg einzuschlagen. Die Tumorzellen beziehen die Energie, die sie für ihr Wachstum benötigen aus der anaeroben Vergärung von Zucker. Der Zuckerüberschuss in den Zellen des Organismus und gleichzeitig die Abwesenheit von ausreichend Sauerstoff begünstigen somit das Tumorwachstum.

3 Funktionelle Erkrankungen

Die Erkenntnis, dass Leib und Seele sich wechselseitig beeinflussen, ist uraltes Wissen der Menschheit. Bereits in der Traditionellen Chinesischen Medizin (TCM) und in der griechischen Antike (Hippokrates) erkannte man, dass Gefühle ein Organ beherrschen können. So verkrampft z. B. ärgerliche Erregung das Herz, während es sich bei freudiger Erregung erweitert. Dass Emotionen körperliche Funktionen beeinflussen, verändern oder auch Erkrankungen hervorrufen können, haben in der Folgezeit unzählige Therapeuten erfahren und beschrieben. Dennoch wird auch heute noch zu selten berücksichtigt, dass zwischen Seele (Psyche) und Körper dynamische Wechselwirkungen mit formverändernder Kraft bestehen, sodass z. B. chronischer Schmerz ein seelisches Leiden oder ständiger Kummer eine Organveränderung hervorrufen kann.

Funktionelle Erkrankungen verursachen körperliche Beschwerden ohne anatomische Strukturveränderungen. Funktionelle Symptome wiederum sind Krankheitszeichen oder Beschwerden, die keine organische Ursache erkennen lassen.

Ein funktionelles Symptom, z. B. wenn einem eine Situation „auf den Magen schlägt", kann isoliert auftreten und bedeutet für sich genommen noch nicht das Vorliegen einer funktionellen Erkrankung. Von einer funktionellen Erkrankung kann erst bei immer wiederkehrenden Beschwerden in demselben Organ(system) ohne nachweisbare organische Ursache gesprochen werden. Im Prinzip kann jedes Organ von einer funktionellen Erkrankung betroffen sein. Da funktionelle Erkrankungen häufig keine organischen, sondern psychische Ursachen haben, werden ihre Symptome über das **vegetative Nervensystem** ausgelöst und unterhalten.

Der Leidensdruck der Patienten ist oft erheblich, denn die Beschwerden können über viele Jahre hinweg anhalten und schließlich auch chronifizieren. Da die Beschwerden ärztlicherseits keiner eindeutigen Ursache zugeordnet werden können, sind die Betroffenen am Ende völlig verunsichert. Sie geraten in einen Teufelskreis aus panikartiger Angst vor den Beschwerden, dem Gefühl, selbst an daran schuld zu sein und einem Gefühl der Hilflosigkeit, was oft wiederum zu einer Verschlimmerung der Symptome führt.

Oft sind es traumatische Situationen, die zum erstmaligen Auftreten der Beschwerden führen:

- Unfall, Erkrankungen oder Todesfall in der Familie
- Stressfaktoren, Gefühl der Überforderung
- Trennungs- und Verlustängste, sexuelle Störungen
- schwierige berufliche Situationen
- Umgang mit Gefühlen wie Ärger, Wut oder Zorn, die verdrängt werden müssen, weil sie nicht zum Ausdruck gebracht werden können

3.1 Beispiele für häufig auftretende funktionelle Erkrankungsbilder

Da nahezu jedes Organ(system) eine funktionelle Erkrankung ausbilden kann, würde es zu weit führen, hier jede mögliche funktionelle Erkrankung zu erwähnen. Im Folgenden eine Auswahl der häufigsten Erkrankungen, von denen die wichtigsten wiederum in den folgenden Kapiteln im Detail erläutert werden.

Merke: Da bei einigen Krankheitsbildern die funktionelle Symptomatik nicht von der Symptomatik einer organischen Erkrankung zu unterscheiden ist, sollte eine Diagnose „funktionelle Erkrankung" erst ausgesprochen werden, wenn eindeutig durch diagnostische Verfahren belegt ist, dass eine organische Ursache auszuschließen ist.

3.1.1 Psychogene Kopfschmerzen

Psychogene Kopfschmerzen gehören zu den Spannungskopfschmerzen. Die Betroffenen klagen über drückenden, dumpfen Schmerz meist im Stirn- und Hinterkopfbereich. Der Schmerz kann zwischen 30 Minuten und bis zu einer Woche andauern. Auslöser ist meist Stress, der zu einer Muskelanspannung in Hals und Nacken führt und so den Schmerz auslöst. Der – häufig vorkommende – psychogene Kopfschmerz muss von der selteneren echten Migräne abgegrenzt werden, die als neurologische Erkrankung mit unterschiedlichsten Symptomen (anfallsartiger, halbseitiger Kopfschmerz, Übelkeit, Erbrechen, Licht-, Geräuschempfindlichkeit etc.) gilt. Für den psychogenen Kopfschmerz gilt häufig das Gleiche wie für die psychogenen Muskel- bzw. Rückenschmerzen: oft stehen schwierige Entscheidungen an, die einem „Kopfzerbrechen" machen.

3.1.2 Psychogene Muskel- bzw. Rückenschmerzen (psychosomatische Zervikalgie)

Eine erhöhte Anspannung der Muskulatur kann Ausdruck einer erhöhten seelischen Anspannung sein. Die Unlösbarkeit der Situation oder auch Pflicht- oder Schuldgefühle hindern einen jedoch daran, die seelische Anspannung zu lösen. Durch die Verspannung verhärten sich Muskelpartien, Nerven werden irritiert und der Schmerz entsteht. Häufig sind Hals, Nacken oder die Lendenwirbelsäule betroffen. Muskel- bzw. Rückenschmerzen geben einer inneren Bedrängnis Ausdruck, die sagen will „Ich kann die Belastung nicht mehr (er)tragen!", „Ich trage zu viel auf meinen Schultern!" „Mir liegt etwas im Nacken." oder „Ich habe eine schwere Last zu tragen."

3.1.3 Psychogene Herzbeschwerden (Herzneurose)

Rein vegetativ ausgelöste Symptome wie Brustschmerzen oder Engegefühl in der Brust, Atemnot, Herzklopfen oder -rasen können Ausdruck einer psychischen Belastung wie Angst, Zorn, Ärger oder Wut oder der Tatsache sein, dass sich jemand z.B. etwas „zu sehr zu Herzen genommen" hat oder jemand „aus seinem Herzen eine Mördergrube" gemacht hat (▸ **Kap. 8**).

3.1.4 Psychogene Magen-Darm-Beschwerden (Reizmagen/Reizdarm)

Unter immer wiederkehrenden Symptomen wie Magenschmerzen, Appetitlosigkeit, Übelkeit, Erbrechen, Durchfall oder Verstopfung leiden vor allem Menschen, die sich oft ärgern müssen und diesen Ärger aber leider „herunterschlucken bzw. in sich hineinfressen", so dass er „schwer im Magen liegt", oder ihnen „auf den Magen bzw. Darm schlägt" (▸ **Kap. 4**, ▸ **Kap. 5**).

3.1.5 Psychogene Reizblase (neurogene Blase)

Eine psychogene Reizblase äußert sich in einer deutlich gesteigerten Miktion (Harnlassen). „Die Blase weint" – oder „Frauen weinen mit der Blase" wenn sich psychische Belastungen wie Angst, Scham oder allgemein Vermeidungsverhalten auf die Blase schlagen. Eine Reizblase kann in der Folge auch durchaus für rezidivierende Harnwegsinfekte verantwortlich sein (▸ **Kap. 6**).

3.1.6 Psychogenes Asthma

Das psychogene Asthma wird definiert als ein durch psychische Belastungen ausgelöstes Asthma bronchiale. Die unteren Atemwege verkrampfen und „es wird einem die Luft zum Atmen genommen". Ein rein psychogen ausgelöstes Asthma ist eher selten, in der Regel liegt beim psychogenen Asthma eine im späteren Verlauf psychogene Überlagerung eines „echten" Asthma bronchiale vor (▸ **Kap. 7**).

3.1.7 Psychogene Leber-Galle-Beschwerden

Leber und Galle sind als eine funktionelle Einheit zu verstehen. Sie spielen u.a. eine wichtige Rolle bei der Verdauung. Symptome einer funktionellen Störung können Völlegefühl, Blähungen, Übelkeit, Appetitlosigkeit und Druck bzw. (kolikartige) Schmerzen unter dem rechten Rippenbogen sein. Wenn sich psychische Belastungen auf das Leber-Galle-System auswirken, kommt einem „gleich die Galle hoch" oder es ist einem „eine Laus über die Leber gelaufen".

4 Reizdarmsyndrom

Der Begriff Reizdarmsyndrom (RDS) beschreibt eine funktionelle Darmerkrankung, die mit ca. 25 % in den westlichen Industrienationen eine hohe Prävalenz aufweist. Synonyme Begriffe für das Reizdarmsyndrom sind funktionelle gastrointestinale Störung (FGIS), irritables Darmsyndrom (IDS) bzw. Irritable Bowel Syndrome (IBS), Reizkolon, Colon irritabile und nervöser Darm.

Ein Reizdarmsyndrom tritt typischerweise zwischen dem 20. und 40. Lebensjahr in Erscheinung, aber auch ältere Patienten sind nicht ausgenommen. Frauen sind 2–3-mal häufiger betroffen als Männer. Die Erkrankung dauert Monate oder Jahre und beeinträchtigt das Allgemeinbefinden erheblich. Das Reizdarmsyndrom ist aber weder mit der Entwicklung ernsthafter Darmerkrankungen noch mit einer verkürzten Lebenserwartung verbunden.

Die Betroffenen klagen z. B. über Bauchschmerzen, Blähungen, Krämpfen bis hin zu Durchfall, Verstopfung und Übelkeit. Diese Symptome können verschieden ausgeprägt sein und in unterschiedlichsten Kombinationen auftreten, was eine Diagnose erheblich erschwert. Da sich bei Patienten mit RDS der Darm oft in kurz dauernden, schnell aufeinander folgenden Bewegungen krampfartig zusammenzieht, kann eine solche Verkrampfung des Darms im Röntgenbild gelegentlich in Form eines „Perlschnurdarms“ erkennbar sein. Oft ist das Reizdarmsyndrom auch mit Blähungen und einer erhöhten Schmerzempfindlichkeit des Darms auf Dehnung verbunden. Diese sog. viszerale Überempfindlichkeit wird unter anderem auf kleinste Gas- oder Kotansammlungen zurückgeführt. Auch findet sich häufig eine signifikant vermehrte Gasproduktion gegenüber Normalpersonen. Je länger die Symptomatik andauert, desto sicherer kann ein Reizdarmsyndrom diagnostiziert werden.

Da die genaue Ursache des Reizdarmsyndroms unbekannt ist, existieren zwar eine Reihe von Therapieansätzen, jedoch noch keine kausale Therapie. Ein wichtiger Therapieansatz fokussiert auf das Hormon Serotonin, das zu etwa 95 %

im Magen-Darm-Trakt freigesetzt wird (► **Kap. 1.2.1**) und im Körper zahlreiche Funktionen erfüllt. Es wirkt sich nicht nur auf die Stimmungslage, den Schlaf-Wach-Rhythmus, das Schmerzempfinden und die Nahrungsaufnahme aus, sondern beeinflusst auch die Kontraktion des Herzmuskels und die Bewegungen der Magen-Darm-Muskulatur. Bei der Behandlung des Reizdarmsyndroms versucht man mithilfe von Serotoninrezeptoragonisten und -antagonisten die Wirkung dieses Hormons auszunutzen, um gestörte Darmfunktionen und gesteigertes Schmerzempfinden im Darm zu normalisieren.

4.1 Ursachen

Eine **gesteigerte intestinale Sensitivität** (Schmerzwahrnehmung) sowie eine Dysfunktion des enterischen autonomen Nervensystems (ENS; Darmnervensystem, „Bauchhirn") gelten heute als wesentlich für die Pathogenese des Reizdarmsyndroms. Das hat nicht zuletzt mit wachsenden Kenntnissen über das sog. Bauchhirn (engl. „big brain") zu tun, einem Netzwerk aus mehr als 100 Millionen Nervenzellen. Zellbiologisch besteht kein Unterschied zwischen Nervenzellen des enterischen Nervensystems und des Gehirns. Großhirn (Gedanken und Gefühle) und enterisches Nervensystem kommunizieren über den Neurotransmitter Serotonin ständig miteinander. Diese komplexe Interaktion wird auch als „Gehirn-Bauch-Achse" oder Brain-Gut-Axis" bezeichnet. Veränderungen im enterischen Nervensystem führen zu einer veränderten Motilität infolge von Nahrungszufuhr oder Blähungen.

Bei einem Messverfahren (Moser 2010) wurde RDS-Patienten und gesunden Probanden ein kleiner Ballon in den Darm eingeführt, der dort langsam mit Luft gefüllt wurde. RDS-Patienten reagierten deutlich empfindlicher auf diesen Dehnungsreiz als gesunde Probanden (viszerale Hyperalgesie).

Die Ursachen für ein Reizdarmsyndrom können von Patient zu Patient nicht nur äußerst vielfältig sein, sondern auch in Kombination auftreten bzw. kausal miteinander verknüpft sein. Die wichtigsten Ursachen sind:

- Stress, psychische Probleme
- Allergien, Nahrungsmittelintoleranzen (z. B. Laktose-, Fruktose,- Histamin oder Sorbitolintoleranz); sie können jedoch auch Folge eines Reizdarmsyndroms sein
- gesteigerte Nervenaktivität des darmeigenen Nervensystems (enterisches Nervensystem)
- Darminfektionen:
  - Eine akute Gastroenteritis beispielweise stellt ein erhöhtes Risiko für die Entwicklung eines Reizdarmsyndroms dar.
  - Darminfektionen mit Salmonellen können ebenfalls noch Jahre später für ein Reizdarmsyndrom verantwortlich sein.
  - Eine Infektion mit Mycobacterium avium subsp. paratuberculosis (oft durch Verzehr von handgemachtem Käse erworben) wird ebenfalls als eine mögliche Ursache des Reizdarmsyndroms diskutiert.
- Störung der Darmbeweglichkeit (Motilitätsstörung)
- Störungen der Darmflora (z. B. durch vorangegangene Infektionen, Antibiotikatherapie)
- Einseitige und fettreiche Ernährung, die oft zu einer Dysbalance der Darmflora führt.
- Suppression des darmeigenen Immunsystems

- Mikroentzündungen der Darmschleimhaut
- Es gibt mittlerweile auch Hinweise auf eine genetische Prädisposition.
- Bei vorherrschender Diarrhö könnte eine vermehrte postprandiale Serotonin-Freisetzung bedeutsam sein, bei vorherrschender Obstipation eine veränderte rektale Empfindlichkeit.
- Eine prämenstruelle Verschlechterung weist auf hormonelle Einflüsse hin.

4.1.1 Stress

Stress ist nicht selten Auslöser eines RDS (▶ **Kap. 2**). Psychische Faktoren tragen offenbar zu einer veränderten Schmerzwahrnehmung bei, was jedoch nicht bei jedem Patienten der Fall sein muss. ▶ **Abb. 4.1** illustriert den Weg, der, ausgehend von einer Stressbelastung, in ein Reizdarmsyndrom münden kann.

Bezüglich der Entstehungszeitpunkte der Stressbelastung lassen sich 2 Gruppen von Patienten unterscheiden: Die einen nehmen ihre Symptome in erster Linie im Moment der Belastung stärker wahr, die anderen reagieren aufgrund einer schon länger (mitunter Jahre) zurückliegenden Stressbelastung mit der Ausbildung eines RDS.

Die 2. Gruppe ist auch schwieriger kausal therapierbar, da die große und schon länger zurückliegende Belastung das enterische Nervensystem in einem größeren Ausmaß krankhaft verändert hat. Frühe Erfahrungen werden nicht nur im Gehirn, sondern auch im Darm, wie auf einer Festplatte abgespeichert. Versuche an neugeborenen Ratten haben gezeigt, dass intensive und lang anhaltende Angstzustände Spuren sowohl im Gehirn als auch im Intestinaltrakt hinterlassen haben. Einschneidende Kindheitserlebnisse prägen also vermutlich nicht nur Denk- und Verhaltensmuster, sondern stellen ein Stück weit auch die Weichen bezüglich einer späteren Ausbildung eines Reizdarms. Auch das unspezifische „Bauchweh", über das oft jüngere Kinder klagen, kann Ausdruck von Stress sein, da Kinder bis etwa zum 10. Lebensjahr Missempfindungen, Überforderungen und Schmerzen noch nicht konkret beschreiben und lokalisieren können. Oft werden auch Kinder, die unter z. B. stärkeren 3-Monats-Koliken litten, später zu RDS-Patienten.

4.1.2 Störungen der Darmflora

Ein Ungleichgewicht der Darmflora und eine gestörte Darmbarriere werden häufig als Ursache für die Entstehung des Reizdarmsyndroms angesehen.

Die Darmflora besteht u. a. aus verschiedenen Bakterien und Mikroorganismen wie z. B. E.-coli-Bakterien, Enterokokken, Bacillus acidophilus und bifidus sowie Bacteroides. Zu ihren Aufgaben gehören nicht nur die Verdauung von Nahrung und Aufnahme von Nährstoffen, die Ausscheidung von Nahrungsbestandteilen, Giftstoffen und Stoffwechselprodukten, die Anregung der Darmperistaltik, sondern auch die Immunabwehr. Um ihren Aufgaben nachkommen zu können, muss die Darmflora ein ausgewogenes Verhältnis der einzelnen Mikroorganismen zueinander aufweisen. Ist dieses komplexe Zusammenspiel von Bakterien und anderen Mikroorganismen gestört (z. B. durch falsche Ernährung, Stress, bakterielle oder virale Infektionen, Antibiotika-Einnahme), kommt es zu einer mikrobiellen Störung des Darmmilieus, die sich je nach Überwiegen bestimmter Keime unterschiedlich auswirken kann.

So kann des Öfteren beim Reizdarm-Patienten ein **Anstieg** dann auch **krank-**

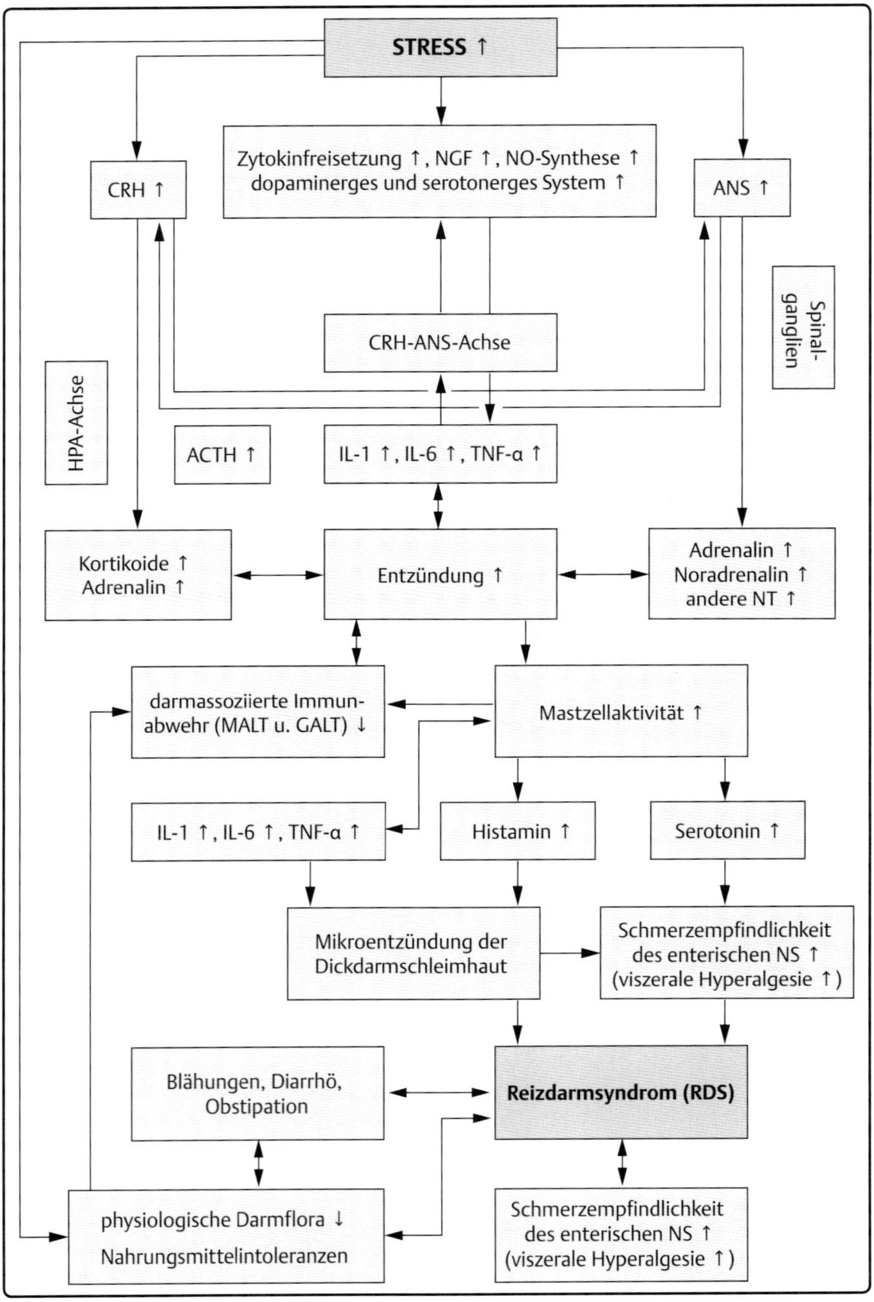

► **Abb. 4.1** Entstehung des Reizdarmsyndroms unter dem Einfluss von Stress (Abkürzungen: ACTH = adrenokortikotropes Hormon; ANS = adrenerges Nervensystem; CRH = corticotropin-releasing hormone; GALT = gut associated lymphoid tissue (darmassoziiertes lymphatisches Gewebe); HPA-Achse = Hypothalamus-Hypophysen-Nebennierenrinden-Achse: IL = Interleukin; MALT = mucosa associated lymphoid tissue (schleimhautassoziiertes lymphatisches Gewebe); NGF = nerve growth factor (Nervenwachstumsfaktor); NO = Stickstoffmonoxid; NS = Nervensystem; NT = Neurotransmitter; TFN-α = Tumornekrosefaktor alpha; ↓ = erniedrigt; ↑ = erhöht).

heitserregender Keime wie z. B. Enterokokken. E.-coli-Bakterien, C. difficile festgestellt werden. Parallel kann es sehr häufig zu einer **Verminderung der Leitkeimflora** aus Bifido-, Milchsäure- und E.-coli-Bakterien kommen. Die Leitkeimflora reguliert unter anderem den pH-Wert im Darm und hält somit krankheitserregende Keime in Schach.

Nehmen einige Keime überhand, nimmt die Produktion bestimmter Stoffwechselprodukte (z. B. Gase wie Methan und Kohlendioxid) stark zu und es kommt zu den für das Reizdarmsyndrom typischen Blähungen. Darüber hinaus zeigen Reizdarm-Patienten oft eine erhöhte Permeabilität der Darmwand, das heißt, dass die **Barrierefunktion des Darms erniedrigt** ist und damit das Eindringen pathogener Keime und von Allergenen erleichtert wird (Laborparameter: Alpha-1-Antitrypsin ist erhöht). So können krankheitsmachende Keime in die Darmwand eindringen und dort zu Entzündungen führen. Diese Entzündungen reizen dann häufig die Darmnerven, was zu den typischen funktionellen Beschwerden beim Reizdarmsyndrom führt.

Ursache für das Entstehen eines solchen Ungleichgewichts der Darmflora können u. a. eine anhaltend falsche Ernährung, eine Antibiotika-Therapie oder eine vorangegangene Darminfektion sein. Ebenso ist bekannt, dass auch dauerhafter Stress die Darmflora verändert, was ebenfalls zu den oben beschriebenen Mechanismen führen kann.

Hinweise, die auf eine gestörte Darmflora als Ursache für einen Reizdarm hindeuten:

- Auftreten der Reizdarmsymptome nach einer Darminfektion
- Besserung der Symptome durch bestimmte Antibiotika
- Linderung durch Darmspülung
- Beginn der Beschwerden nach einer Operation und einer Antibiotika-Therapie
- erniedrigte Konzentration von kurzkettigen Karbonsäuren im Stuhl der Patienten

Eine vorangegangene **Antibiotika-Therapie** stellt ein erhöhtes Risiko für die spätere Entwicklung eines Reizdarmsyndroms dar, da eine Reihe von Antibiotika eine Änderung der Darmflora bewirken. Eine neue schwedische Studie (Praxis Magazin 2011) hat gezeigt, das Antibiotika-Therapien die Darmflora länger schädigen als bisher bekannt war. Bereits durch nur eine einwöchige Therapie mit Antibiotika wird die Zahl der Gene, die eine Resistenz gegen Antibiotika tragen, in der Darmflora signifikant erhöht. Neu ist, dass diese Gene noch 2 Jahre nach der Antibiotika-Therapie in der Darmflora nachgewiesen werden können. Durch das lange Verweilen der Resistenzgene im Darm steigt einerseits das Risiko, dass eine weitere antibiotische Therapie nicht erfolgreich ist, andererseits können sich diese Resistenzgene an schädliche Bakterien heften und so erheblich zur Entstehung neuer resistenter Bakterienstämme beitragen, woraus auch Folgeerkrankungen des Darms durch eine veränderte Darmflora wie z. B. der Reizdarm entstehen können.

4.1.3 Immunsystem

Neuere Erkenntnisse haben ergeben, dass die Immunzellen im Darm unmittelbar mit den Nervenzellen verknüpft sind und damit auch eine direkte Verbindung zum Gehirn besteht. Damit steht die Immunabwehr auch unter direktem Einfluss des Nervensystems und damit kann jegliche nervliche Belastung zu einer **Immunsuppression des darmassoziierten Immun-**

systems führen. Dies trifft auch wieder auf RDS-Patienten im Besonderen zu.

4.1.4 Mikroentzündungen

Buhner et al. (2009) der Technischen Universität München konnten nachweisen, dass winzige, durch bildgebende Verfahren nicht erkennbare Entzündungen in der Darmschleimhaut Reizdarmsymptome hervorrufen. Die Münchner konnten zeigen, dass die dadurch freigesetzten Entzündungsmediatoren tatsächlich funktionelle Änderungen am enterischen Nervensystem innerhalb der Darmschleimhaut hervorrufen können. Darüber hinaus konnten die Forscher nachweisen, dass Botenstoffe (Histamin und Serotonin) von Mastzellen und enterochromaffinen Zellen die Nervenzellen im Darm direkt aktivieren. Diese Überempfindlichkeit des Darmnervensystems stört die Kommunikation zwischen Darmschleimhaut und enterischem Nervensystem.

Zudem zeigen RDS-Patienten auch häufig einen vermehrten Abbau von Tight-Junction-Proteinen (z.B. Alpha-1-Antitrypsin s.u.) und damit verbunden eine erhöhte Permeabilität der Dickdarmmukosa. Dies hat eine Veränderung der Darmmotilität zur Folge. Eine erhöhte Aktivität nozizeptiver Nervenfasern, u.a. im Rektum, weist auf eine Mikroinflammation hin. Diese Entzündungsaktivität ist auch typisch für Patienten mit einem post-infektiösem Reizdarmsyndrom (RDS-PI). Ebenso typisch ist aber auch das langfristige Persistieren der Symptome nach Abklingen der Infektion. Genauso kann zwischen einem Infektionsgeschehen und dem Beginn der RDS-Symptomatik eine lange Zeitspanne bestehen.

4.2 Symptome

Die Symptome des Reizdarms sind variabel, sowohl unter den verschiedenen Patienten als auch innerhalb eines Krankheitsverlaufs. Es können Phasen vermehrter Gasbildung (Meteorismus), abdomineller Schmerzen und Diarrhö oder Obstipation abwechseln oder längere Zeit vorherrschen. Oft sind die Beschwerden auch mit denen einer Dyspepsie kombiniert. Weitere Symptome sind Schmerzen oder Unwohlsein im Bauchraum zusammen mit einer Veränderung der Stuhlgewohnheiten.

Basierend auf der Symptomatik kann das Reizdarmsyndrom in verschiedene Gruppen unterteilt werden:

- diarrhödominantes Reizdarmsyndrom **(RDS-D)**
- obstipationsdominantes Reizdarmsyndrom **(RDS-O)**
- Reizdarmsyndrom mit wechselnden Stuhlgewohnheiten, die phasenhaft mal stärker und mal schwächer oder auch im Wechsel auftreten können **(RDS-A).**

4.3 Diagnostische Kriterien und Differenzialdiagnose

4.3.1 Diagnostische Kriterien

Da das Reizdarmsyndrom als funktionelle Erkrankung die Feststellung eines organischen Korrelats unmöglich macht, wurden verschiedene Kriterien definiert, anhand derer von dem Vorliegen eines Reizdarmsyndroms ausgegangen werden muss.

Nach den Rom-II-Konsensus-Kriterien von 1999 und deren Überarbeitung durch die **Rom-III-Konsensus-Kriterien** von 2006 der American Gastroenterological Association kann ein Reizdarmsyndrom diagnostiziert werden, wenn folgende **Kriterien** erfüllt sind:

- Innerhalb der letzten 3 Monate an mindestens 3 Tagen pro Monat mit Beginn vor mindestens 6 Monaten abdominelle Schmerzen oder Unwohlsein mit 2 der 3 Eigenschaften:
  - Linderung durch Stuhlgang
  - Beginn von Schmerzen/Unwohlsein verbunden mit einer Änderung der Stuhlhäufigkeit
  - Beginn von Schmerzen/Unwohlsein verbunden mit einer Änderung von Stuhlkonsistenz und -aussehen
- plus mindestens 2 der folgenden Kriterien
  - Besserung durch/nach Stuhlgang
  - Beginn in zeitlichem Zusammenhang mit Änderung der Stuhlfrequenz (häufiger/weniger häufig)
  - Beginn in zeitlichem Zusammenhang mit Veränderung der Stuhlkonsistenz (breiiger/fester)

Andere Ursachen (z. B. infektiös, tumorös etc.) müssen ausgeschlossen sein.

Nebenkriterien, die die Diagnose unterstützen, aber für sich keine Diagnose erlauben, sind:

- abnormale Stuhlhäufigkeit (z. B. mehr als 3 Stühle pro Tag oder weniger als 3 Stühle pro Woche)
- abnormale Stuhlkonsistenz
- abnormales Absetzen von Stuhl (z. B. starkes Pressen, imperativer Stuhldrang, Gefühl der unvollständigen Entleerung)
- schleimiger Stuhl
- Blähungen und Gefühl des Aufgeblähtseins

Nach der aktuellen **DGVS-Leitlinie** (2011) liegt dann ein RDS vor, wenn die folgenden 3 Punkte erfüllt sind:

- Es bestehen chronische, d. h. länger als 3 Monate anhaltende, Beschwerden (z. B. Bauchschmerzen, Blähungen), die von Patient und Arzt auf den Darm bezogen werden und in der Regel (nicht obligat) mit Stuhlgangveränderungen einhergehen.
- Die Beschwerden sind so ausgeprägt, das der Patient deswegen Hilfe sucht und/oder sich sorgt, und die Lebensqualität ist relevant beeinträchtigt. Der Patient sollte das dem Arzt gegenüber nachvollziehbar begründen können. Somit scheiden all diejenigen Patienten aus, die den Arzt nur mit gelegentlichen Blähungen aufsuchen.
- Voraussetzung ist, dass keine für andere Krankheitsbilder charakteristische Veränderungen vorliegen, die für die Symptome verantwortlich sein können.

4.3.2 Differenzialdiagnosen

Als Differenzialdiagnosen kommen infrage:

- organische Magen-, Dünndarm- und Dickdarmerkrankungen wie z. B. Sprue, bakterielle Überwucherung des Dünndarms, Laktoseintoleranz, Nahrungsmittelunverträglichkeit, bzw. -allergie, Gallensäure-spill-over
- organische und funktionelle Erkrankungen oder Fehlfunktionen der Galle (u. a. Sphincter-Oddi-Dysfunktion, Gallensteine)
- organische Pankreaserkrankungen
- intraabdominelle Briden
- medikamentöse Einflüsse
- Stressfaktoren

Beschwerden, die oft mit dem Reizdarmsyndrom einhergehen, aber nicht den Verdauungstrakt betreffen, können sein:

- Abgeschlagenheit, Konzentrationsschwierigkeiten, Schlafstörungen

- Kopfschmerzen, Migräne, Rückenschmerzen
- andere psychosomatische oder psychische Erkrankungen (Angst, Depression)

Beim Reizdarmsyndrom können Nahrungsmittelintoleranzen (wie z.B. eine Laktose- oder Glutenintoleranz) zu einer Akzentuierung der Symptomatik führen.

Eine neue interdisziplinäre S3-Leitlinie (2011) gibt Handlungsempfehlungen für Ärzte zur besseren Diagnostik sowie Hinweise auf aktuelle Therapiemöglichkeiten. Die Leitlinie ist im Internet unter www.dgvs.de (Stand Februar 2012) zu finden.

4.3.3 Laborwerte

Es sollten – auch zum Ausschluss anderer Erkrankungen – folgende Laborparameter im **Blut** untersucht werden:

- Entzündungsparameter: BSG (Blutkörperchensenkungsgeschwindigkeit), CRP (C-reaktives Protein)
- Pankreaswerte: Lipase und Amylase
- Leberwerte: γ-GT (Gamma-Glutamyltransferase), AP (alkalische Phophatase), GOT (Glutamat-Oxalazetat-Transaminase) und GPT (Glutamat-Pyruvat-Transaminase)

Des Weiteren sollten folgenden **diagnostische Maßnahmen** durchgeführt werden:

- Gastroskopie (Bariumkontrastaufnahme des oberen Gastrointestinaltrakts)
- Koloskopie (Spiegelung des Dickdarms) mit Biopsie
- Rektoskopie (Spiegelung des Enddarms)
- abdominelle Sonografie
- H_2-Atemtest auf Laktoseintoleranz
- Überprüfung auf weitere Intoleranzen (z.B. Histamin, Gluten und Fruktose)

Außerdem sind folgende **Stuhluntersuchungen** indiziert:

- Entzündungsparameter: z.B. Lysozym, Alpha-1-Antitrypsin, PMN-Elastase, Laktoferrin und Calprotectin A
- Pankreaswert: Elastase-1
- physiologische Darmflora: Leitkeimflora aus Bifido-, Milchsäure- und E.-coli-Bakterien
- Nahrungsmittelallergie: s-IgA (Immunglobulin A), EPX (eosinophiles Protein X)
- Zöliakie-Antikörper (Transglutamiase-Antikörper)
- Pilzdiagnostik: Candida albicans
- Blut im Stuhl: Haemokkult-Test
- Tumormarker: M2-PK
- kurzkettige Karbonsäuren

4.4 Therapie

Bei günstiger Symptomatik kann die Behandlung auf eine Diätberatung beschränkt bleiben. Bei **obstipationsdominantem** Reizdarmsyndrom werden Abführmittel empfohlen, bei **diarrhödominantem** Reizdarmsyndrom dagegen den Durchfall hemmende Wirkstoffe. Als empfehlenswert haben sich wasserlösliche Ballaststoffe wie z.B. Flohsamenschalen herausgestellt. Auch pflanzliche Wirkstoffe wie Pfefferminzöl oder hochkonzentrierter Extrakt aus Melissenblättern haben sich bei Reizdarm bewährt. Wirksam sind die darin auf den Darm beruhigend wirkenden ätherischen Öle, ebenso wie Alkaloide aus Nachtschattengewächsen (Wirkstoff: Butylscopolamin). Auch das Probiotikum E. coli Stamm Nissle (Mutaflor) zeigt eine günstige Wirkung auf die Symptome des Reiz-

► **Tab. 4.1** Reizdarmbehandlungsmöglichkeiten einzelner Symptome.

	Schulmedizinisch	Naturheilkundlich
Schmerz	Anticholinergika (Mebeverin), Spasmolytika (Buscopan), 5-HT_1-Antagonisten	z. B. Abdomilon Lsg., Medacalm Kps.
Obstipation	Ballaststoffe, osmotische Laxanzien, 5-HT_4-Agonisten (Prucaloprid)	z. B. Laxatan M, Flosine, Urbitter Bio Granulat Dr. Pandalis, Ballaststoffe
Diarrhö	Cholestyramin, Loperamid	z. B. Diarrhoesan, Myrrhinil-Intest
vegetative Belastungen	Psychopharmaka	z. B. Calmvalera Tr., Lavendelöl 10 % Weleda (äußerlich, Darmmassage)
Ängste	Anxiolytika	z. B. metakaveron
Übelkeit	5-HT_3-Antagonisten (Odansetron)	z. B. Homvio-Em
Laktose-intoleranz	Ernährungsumstellung	z. B. Lactrase, Ernährungsumstellung
Histaminintoleranz	Ernährungsumstellung	z. B. Daosin, Ernährungsumstellung
Leber-/Galle-störungen		z. B. Hepar SL forte 600
Pankreas-insuffizienz	Pankreasenzyme, z. B. Panzynorm	z. B. Nortase, metaharonga, Pankreaticum-Hevert
Depression	trizyklische Antidepressiva (z. B. Amitriptylin)	z. B. Jarsin 300
Blähungen	Entschäumer	z. B. medacalm, Kümmel- und/oder Fenchelöl

darmsyndroms. ► **Tab. 4.1** zeigt eine Gegenüberstellung der schulmedizinischen und naturheilkundlichen Behandlungsmöglichkeiten bei den verschiedenen Symptomen eines Reizdarmsyndroms.

4.4.1 Probiotika

Ist nachweislich eine gestörte Darmflora die Ursache eines Reizdarmsyndroms, können die sog. Probiotika therapeutisch sinnvoll sein. Ein Probiotikum enthält bestimmte, im Darm in der Regel auch natürlicherweise vorkommende, Mikroorganismen, die pathogene Keime verdrängen und eine gesunde Darmflora wiederherstellen können.

Für Probiotika verwendete Mikroorganismen sind in erster Linie:

- Laktobazillen (Milchsäurebakterien)
- Bifidobakterien
- Escherichia-coli-Bakterien

Wie neue Untersuchungen gezeigt haben, eignen sich vor allem Präparate mit **E.-coli-Bakterien** zur Behandlung des Reizdarmsyndroms. Der Wirkmechanismus könnte nach neuesten Erkenntnissen auf einer Stabilisierung der Mastzellen beruhen. Frieling et al. (2011)

hatten bei 20 Patienten mit therapierefraktärem Reizdarm untersucht, ob die Aktivität der Mastzellen und die Freisetzung von Botenstoffen (Histamin und Heparin) pathologisch gesteigert waren. Das Ergebnis war, dass 19 der 20 Patienten Symptome aufwiesen, die auf eine gesteigerte Ausschüttung von Botenstoffen aus den Mastzellen zurückzuführen waren. Entsprechend sieht Frieling die Möglichkeit, betroffene Reizdarm-Patienten mit mastzellstabilisierenden Medikamenten zu behandeln. Neben den üblichen Mastzellstabilisatoren, sind auch E.-coli-Bakterien in der Lage, die Botenstofffreisetzung aus Mastzellen zu unterbinden.

Studien von Margerl et al. (2008) wiederum zeigten, dass hohe Konzentrationen lebender, nicht-pathogener E.-coli-Bakterien die Freisetzung von Botenstoffen aus den Mastzellen direkt und effektiv unterbinden.

Wirkmechanismen und Interaktionen von E. coli Nissle 1917 (Mutaflor) im Darm und an den Epithelzellen der Darmschleimhaut sind:

- Erhöhung der Muzin- und Defesin-Produktion
- Invasionshemmung von z. B. Salmonella, Shigella und EIEC (enteroinvasive E. coli)
- Modulation des Immunsystems, z. B. von IL-10
- Steigerung antientzündlicher Effekte (IL-5, IL-6, IFN-γ, TNF-α Wirkung auf IL-8) ↓
- Stärkung der ephitelialen Permeabilitätsbarriere (Tight Junction)
- Verhinderung von Leaky-Gut-Symptomen
- Verbesserung der Transportleistungen der Darmzellen

Laktobazillen und **Bifidobakterien** führen insgesamt zu einer Verbesserung der Darmflora, indem sie ein Übermaß an pathogenen Keimen zurückdrängen und für eine verbesserte Barrierefunktion im Darm sorgen.

4.4.2 Bitterstoffdrogen

Bei der unterstützenden Therapie des Reizdarmsyndroms haben sich bitterstoffreiche Arzneipflanzen (z. B. Artischocke, Cynara scolymus; Löwenzahn, Taraxacum officinale; Wegwarte, Cichorium intybus und Brennessel, Urtica urens [Urbitter Bio Tee/Granulat, Dr. Pandalis] etc.) gut bewährt, da sie indirekt (über die Bitterstoffrezeptoren der Zunge) die Produktion und die Sekretion aller relevanten Verdauungssekrete fördern. Darüber hinaus regen sie die Motorik des Magens und die harmonisch-rhythmische Peristaltik des Dünn- und Dickdarms an und unterstützen die Stabilisierung und den Aufbau einer gesunden Darmflora.

Wirkungen der Bitterstoffe durch lokale biophysikalische Reizung der Bitterrezeptoren auf der Zunge sind:

- reflektorische Auslösung der Produktion und Sekretion aller wichtigen Verdauungssäfte
- Entsäuerung, Darmschleimhautbefeuchtung (→ Schutz vor Entzündungen), wirkt somit einer Dysbiose (auch Obstipation) entgegen
- verbesserte Peristaltik und beschleunigte Verdauung

4.4.3 Schulmedizinische Therapie

Die Therapie des Reizdarmsyndroms ist häufig nicht einfach. Vielfach müssen verschiedene Ansätze nach- oder nebeneinander durchgeführt werden. Folgende schulmedizinische Behandlungsmethoden können erfolgreich sein:

- **Amitriptylin** (Saroten) ist ein trizyklisches **Antidepressivum** und verstärkt die Neurotransmission von Noradrenalin und Serotonin im ZNS durch Hemmung der Wiederaufnahme aus dem synaptischen Spalt (▶ **Kap. 1.2**). Die Substanz wirkt stimmungsaufhellend, depressionslösend, anxiolytisch, sedierend und ausgeprägt psychomotorisch dämpfend. Zusätzlich besitzt Amitriptylin schmerzdistanzierende und Analgetika-potenzierende Eigenschaften. Es kann die reizdarmbedingten Schmerzen lindern (einschleichende Dosierung bis 75 mg/d). Dies deutet auf eine psychische Beeinflussung der Toleranz gegenüber gasbedingtem intestinalem Schmerz hin. Sehr häufige unerwünschte Wirkungen sind Mundtrockenheit, Müdigkeit, Benommenheit, Obstipation, Schwitzen und Gewichtszunahme.
- **Mebeverin** (z. B. Duspatal) ist ein **Darmspasmolytikum** und kann bei krampfartigen Beschwerden eine Besserung bewirken. Es zählt zu den neurotrop-muskulotropen Spasmolytika mit direkter spasmolytischer und anticholinerger Wirkung auf die glatte Muskulatur des Gastrointestinaltrakts. Die krampflösende Wirkung ergibt sich einerseits aus einer Hemmung der muskarinischen Acetylcholin-Rezeptoren (neurotrope/anticholinerge Wirkung), andererseits aus der Hemmung von L-Typ-Kalzium-Kanälen (muskulotrope Wirkung). Mebeverin entspannt die spastisch kontrahierte Darmmuskulatur und lindert irritative Darmbeschwerden, Stuhlunregelmäßigkeiten und Flatulenz. Sehr selten auftretende unerwünschte Wirkungen sind allergische Reaktionen, Schwindel, Benommenheit und Übelkeit.
- Das **Antiemetikum Ondansetron** (z. B. Zofran) ist ein selektiver, kompetitiver Serotonin-5-HT_3-Rezeptor-Antagonist. Ondansetron führte in einigen Fällen zu einer Besserung des RDS. Häufige Nebenwirkungen sind Kopfschmerzen. Durch die Verlangsamung der Dickdarmpassage kann Verstopfung auftreten.
- Ähnlich wie Ondansetron verbessert der selektive 5-HT_3-Rezeptor-Antagonist **Alosetron** vielfach die Reizdarmbeschwerden indem er die Bewegung des Stuhls im Darm verlangsamt. Dieses Antiemetikum ist nur in den USA unter dem Handelsnamen Lotronex erhältlich und dort auch für die Behandlung des Reizdarmsyndroms zugelassen. Eine Nebenwirkung kann wie bei Odansetron ebenfalls Obstipation sein; es wurden zudem Fälle einer ischämischen Kolitis beobachtet.
- Der Opioid-Agonist **Fedotozin** ist noch in der klinischen Erprobungsphase und kann sowohl Schmerzen als auch Blähungen signifikant verbessern. Die Wirksamkeit nimmt über die ersten Wochen zu.
- **Cisaprid** (Prepulsid) gehört zu den sog. **Prokinetika** und wirkt sich vor allem günstig auf die Motilität im Magen-Darm-Trakt aus. Es ist deshalb vor allem indiziert bei obstipationdominiertem Reizdarmsyndrom. Wegen kardialer Nebenwirkungen ist Cisaprid inzwischen vom Markt genommen worden.
- **Prucaloprid:** Das Nachfolgepräparat ist Prucaloprid (Resolor), ein hoch selektiver Serotonin-5-HT_4-Rezeptor-Agonist. Es fördert die physiologische Peristaltik durch Stimulierung der Darmwandnerven und löst einen physiologischen peristaltischen Reflex aus. Häufig unerwünschte

Wirkungen sind Kopfschmerzen, Übelkeit, Durchfall und Bauchschmerzen.
- **Linaclotid** (voraussichtliche Markteinführung 2012/2013) ist ein Peptid, das auf den Darm motilitätsfördernd und schmerzhemmend und auf den Stuhl konsistenzmindernd wirkt. Es beschleunigt die Darmpassage, erhöht die Flüssigkeitssekretion im Darm und erniedrigt die Schmerzempfindlichkeit des Darms. Es ist indiziert, um Beschwerden des Reizdarms mit überwiegender Obstipation zu lindern.
- **Pregabalin** (Lyrica) gehört zu den **Antikonvulsiva** und soll die bei Reizdarm-Patienten erniedrigte intestinale Schmerzschwelle wieder auf das normale Niveau anheben. Pregabalin senkt die intestinale Hypersensitivität und scheint eine Therapieperspektive darzustellen. Häufige unerwünschte Nebenwirkungen sind Benommenheit und Schläfrigkeit.
- **Entschäumer** (z. B. Dimeticon-Präparate, Lefax, SabSimplex) können helfen, die Darmgase (Meteorismus) zu reduzieren, für den Fall, dass Gasbildung eine Rolle spielt.
- In klinischer Erprobung sind der Enkephalinase-Hemmer **Racecadotril** oder der motilitätssteigernde Cholezystokinin-Antagonist **Dexloxiglumid.** Ob sie Patienten mit Reizdarm eine höhere Lebensqualität schenken können, bleibt abzuwarten.
- Ebenso wie einige **Antibiotika** ein Reizdarmsyndrom auslösen können, ist bei Patienten mit Reizdarmsyndrom, die eine Fehlkolonialisation des Darms oder gar eine bakterielle Überwucherung des Dünndarms aufweisen, eine Symptomverbesserung durch Antibiotika möglich. Dies trifft vor allem auf das Antibiotikum Rifaximin (Xifaxan) zu.
  Rifaximin ist ein Breitbandantibiotikum und soll zukünftig beim Reizdarmsyndrom vom Diarrhö-Typ eingesetzt werden. Zurzeit gibt es nur eine Zulassung für die Behandlung der durch nicht invasive enteropathogene Bakterien verursachten Reisediarrhö bei Erwachsenen für maximal 3 Tage. Da beim Reizdarm-Syndrom auch eine Überwucherung des Darms mit pathogenen Bakterien diskutiert wird – was dann eine Diarrhö nach sich ziehen kann –, wird versucht, diese pathogenen Erreger antibiotisch abzutöten. Bisher liegt für Rifaximin noch keine Zulassung für das Reizdarm-Syndrom vor. Rifaximin verfügt über ein breites antimikrobielles Wirkspektrum gegen die meisten grampositiven und -negativen sowie aeroben und anaeroben Bakterien, die Darminfektionen wie z. B. die bakterielle Diarrhö verursachen. Durch seine geringe Resorptionsquote von weniger als 1 % wirkt es lokal im Darm.

4.4.4 Psychotherapie

Psychotherapie ist eine Behandlungsform für das Reizdarmsyndrom bei jenen Patienten, bei denen eine psychische Komorbidität besteht. Funktionelle Darmkrankheiten gehören zu den psychosomatischen Krankheiten und hängen daher häufig mit psychischen Prozessen zusammen.

Es gibt unterschiedliche Psychotherapie-Formen (Psychoanalyse, tiefenpsychologisch fundierte Psychotherapie, Verhaltenstherapie, Hypnose, Gesprächstherapie, Gruppentherapie), wobei die Wirkung oft unabhängig von der Therapieform ist.

4.4.5 Ganzheitliche Therapie

Ganzheitliches Therapiekonzept beim Reizdarmsyndrom mit Obstipation (RDS-O)

Akuttherapie

Kombination aus:

- Laxatan M (M.C.M. Klosterfrau)
  Dosierung: 1 × tgl. 1 Btl.
  oder
- Flosine Pulv. (Quiris Healthcare)
  Dosierung: 1 × tgl. 1 TL
  und
  Abdomilon N Liquidum (Cesra)
  Dosierung: 3 × tgl. 1 EL
  oder
- Hepar-SL forte Kps. (M.C.M. Klosterfrau)
  Dosierung: 2 × tgl. 2 Kps.
  und
- Calmvalera Tr. (Hevert)
  Dosierung: 4 × tgl. 40 Tr.
  und/oder
- Jarsin 300 Drg. (M.C.M. Klosterfrau, Johanniskrautextrakt zur Erhöhung des Serotoninspiegels)
  Dosierung: 3 × tgl. 1 Drg.
  und
  Allergoval Kps. (Köhler Pharma, enthält Cromoglicinsäure gegen erhöhte Histamin-Werte)
  Dosierung: 1–3 × tgl. 1 Kps.

Basistherapie bei Chronizität

Kombination aus:

- Magen-Darm Amp. M Röwopan 2 ml (Asconex)
- Obatri-Injektopas SL Amp. 2 ml i.m. (Pascoe)
- Cefalymphat H Amp 1 ml (Cefak)
- Psychoneurotikum N Amp. 2 ml (Asconex)
- Apomorphin oplx. Amp. 1 ml (Madaus)
- Spascupreel Amp. 1,1 ml (Heel)

Dosierung insgesamt: 1 × Woche, entweder als Mischinjektion s.c./i.c. verabreichen (als Injektion an die Akupunkturpunkte Bauchkranz n. Höpfner und Le 13, KG 4 + 12; s. auch Injektionsakupunktur) oder Ampullen trinken und

Kombination aus:

- gastri-loges N Amp. 2 ml (Dr. Loges)
- toxi-loges Amp. 2 ml (Dr. Loges)
- hepa-loges Amp. 2 ml (Dr. Loges)
- Vitamin B_{12} forte Amp. 2 ml (Hevert)
- Zincum valerianicum Amp. 2 ml (Hevert)

Dosierung insgesamt: 1 × Woche, entweder als Mischinjektion i.m. verabreichen oder Ampullen trinken.

Begleittherapie

Ernährung:

- Beachtung des Säure-Basen-Haushalts
- ω-3-fettsäurereiche Ernährung
- ω-6-fettsäurearme Ernährung
- ballaststoffreich
- mehrere kleine, auf den Tag verteilte Mahlzeiten

Folgetherapie

1. **Stuhldiagnostik (bei alkalischem Stuhl-pH-Wert)** → Säure-Basen-Haushalt (4–6 Wochen)
   Kombination aus:
   - Basosyx Kau-Tabl. (Syxyl)
     Dosierung: abends 2 Tabl.
     und
   - RMS Asconex Tr. (Asconex)
     Dosierung: 3 × tgl. 20 Tr.
2. **Stuhldiagnostik (bei pathogener E. coli-, Laktobazillen- und Bifidobakterienflora und einem erniedrigtem sIgA-Wert)** → mikrobiologische Therapie (8–12 Wochen)
   Kombination aus:
   - Rephalysin C Drg. (Repha)
     Dosierung: 3 × tgl. 2 Drg. außerhalb der Mahlzeiten und

- ProBio-Cult Kps. (Syxyl)
  Dosierung: 2 × tgl. 1 Kps. außerhalb der Mahlzeiten
- **bei pathogener Fremdbesiedlung der Darmflora anstatt Rephalysin C:**
  Kombination aus:
  - Mutaflor Kps. (Ardeypharm)
    Dosierung: 2 × tgl. 1 Kps. außerhalb der Mahlzeiten
    und
  - ProBio-Cult Kps. (Syxyl)
    Dosierung: 2 × tgl. 1 Kps. außerhalb der Mahlzeiten
- **bei erhöhtem Lysozym, PMN-Elastase, Laktoferrin und/oder Calprotectin-A-Werten** → antiinflammatorische Therapie, 8–12 Wochen
  - Opsonat spag. Peka Mischung (Pekana)
    Dosierung: 3 × tgl. 1 TL
- **bei erhöhtem Alpha-1-Antitrypsin** → Leaky-Gut-Syndrom, 8–12 Wochen
  Kombination aus:
  - Myrrhinil-Intest Tabl. über mind. 2 Monate (Repha)
    Dosierung: 3 × tgl. 4 Tabl.
    und
  - Curazink Kps. (Stada)
    Dosierung: 2 × tgl. 1 Kps.

Eventuell zusätzliche antimykotische Therapie (Stuhllabor) sowie Pankreas- und Leberunterstützung.

Ganzheitliches Therapiekonzept beim Reizdarmsyndrom mit Diarrhö (RDS-D)

Akuttherapie

Kombination aus:

- Diarrhoesan Lsg. (Dr. Loges)
  Dosierung: 1–2 × tgl. 1 TL
  oder
- Activomin Kps. (Pharmawerk Weinböhla)
  Dosierung 3 × tgl. 2 Kps.
  und
  Abdomilon N Liquidum (Cesra)
  Dosierung: 3 × tgl. 1 EL
  oder
- Hepar-SL forte Kps. (M.C.M. Klosterfrau)
  Dosierung: 2 × tgl. 2 Kps.
  und
  Calmvalera Tr. (Hevert)
  Dosierung: 4 × tgl. 40 Tr.
  und/oder
- Jarsin 300 Drg. (M.C.M. Kosterfrau, Johanniskrautextrakt zur Erhöhung des Serotoninspiegels)
  Dosierung: 3 × tgl. 1 Drg.
  und
  Allergoval Kps. (Köhler Pharma, enthält Cromoglicinsäure gegen erhöhte Histamin-Werte)
  Dosierung: 1–3 × tgl. 1 Kps.

Basistherapie bei Chronizität

Kombination aus:

- Magen-Darm Amp. M Röwopan 2 ml (Asconex)
- Obatri-Injektopas SL Amp. 2 ml i.m. (Pascoe)
- Cefalymphat H Amp 1 ml (Cefak)
- Psychoneuroticum N Amp. 2 ml (Asconex)

Dosierung insgesamt: 1 × Woche, entweder als Mischinjektion s.c./i.c. verabreichen (als Injektion an die Akupunkturpunkte Bauchkranz n. Höpfner und Le 13, KG 4 + 12; s. auch Injektionsakupunktur) oder Ampullen trinken und
Kombination aus:

- gastri-loges N Amp. 2 ml (Dr. Loges)
- toxi-loges Amp. 2 ml (Dr. Loges)
- Vitamin B_{12} forte Amp. 2 ml (Hevert)
- Zincum valerianicum Amp. 2 ml (Hevert)

- Pankreaticum Hevert Amp. 2 ml (Hevert)

Dosierung insgesamt: 1 × Woche, entweder als Mischinjektion i.m. verabreichen oder Ampullen trinken.

Begleittherapie

Ernährung:

- Beachtung des Säure-Basen-Haushalts
- ω-3-fettsäurereich
- ω-6-fettsäurearm
- ballaststoffarm
- mehrere kleine, auf den Tag verteilte Mahlzeiten

Folgetherapie

1. **Stuhldiagnostik (bei alkalischem Stuhl-pH-Wert)** → Säure-Basen-Haushalt (4–6 Wochen)
   Kombination aus:
   - Basosyx Kau-Tabl. (Syxyl)
     Dosierung: abends 2 Tabl.
     und
   - RMS Asconex Tr. (Asconex)
     Dosierung: 3 × tgl. 20 Tr.
2. **Stuhldiagnostik (bei pathogener E.-coli-, Laktobazillen- und Bifidobakterienflora und einem erniedrigtem sIgA-Wert)** → mikrobiologische Therapie (8–12 Wochen)
   Kombination aus:
   - Rephalysin C Drg. (Repha)
     Dosierung: 3 × tgl. 2 Drg. außerhalb der Mahlzeiten
     und
   - ProBio-Cult Kps. (Syxyl)
     Dosierung: 2 × tgl. 1 Kps. außerhalb der Mahlzeiten
     und
   - UrBitter Bio Granulat (Dr. Pandalis)
     Dosierung: 1–2 × tgl. 1 TL
   - **bei pathogener Fremdbesiedlung der Darmflora anstatt Rephalysin C:**
     Kombination aus:
     - Mutaflor Kps. (Ardeypharm)
       Dosierung: 2 × tgl. 1 Kps. außerhalb der Mahlzeiten
       und
     - ProBio-Cult Kps. (Syxyl)
       Dosierung: 2 × tgl. 1 Kps. außerhalb der Mahlzeiten
   - **bei erhöhtem Lysozym, PMN-Elastase, Laktoferrin und/oder Calprotectin-A-Werten** → antiinflammatorische Therapie (8–12 Wochen)
     - Opsonat spag. Peka Mischung (Pekana)
       Dosierung: 3 × tgl. 1 TL
   - **bei erhöhtem Alpha-1-Antitrypsin** → Leaky-Gut-Syndrom (8–12 Wochen)
     Kombination aus:
     - Myrrhinil-Intest Tabl. (Repha) über mind. 2 Monate
       Dosierung: 3 × tgl. 4 Tabl.
       und
     - Curazink Kps. (Stada)
       Dosierung: 2 × tgl. 1 Kps.

Eventuell zusätzliche antimykotische Therapie (Stuhllabor) sowie Pankreas- und Leberunterstützung.

Ganzheitliches Therapiekonzept beim Reizdarmsyndrom mit Blähungen, Schmerzen und Diarrhö und Obstipation im Wechsel (RDS-A)

Akuttherapie

Kombination aus:

- medacalm Kps. (GSK OTC)
  Dosierung: 2 × tgl. 1. Kps.
  und
  Abdomilon N Liquidum (Cesra)
  Dosierung: 3 × tgl. 1 EL
  oder
- Hepar-SL forte Kps. (M.C.M. Klosterfrau)

Dosierung: 2 × tgl. 2 Kps.
und
Calmvalera Tr. (Hevert)
Dosierung: 4 × tgl. 40 Tr.
und/oder

- Jarsin 300 Drg. (M.C.M. Kosterfrau, Johanniskrautextrakt zur Erhöhung des Serotoninspiegels)
  Dosierung: 3 × tgl. 1 Drg.
  und
  Allergoval Kps. (Köhler Pharma, enthält Cromoglicinsäure gegen erhöhte Histamin-Werte)
  Dosierung: 1–3 × tgl. 1 Kps.

Basistherapie bei Chronizität

Kombination aus:

- Magen-Darm Amp. M Röwopan 2 ml (Asconex)
- Obatri-Injektopas SL Amp. 2 ml i.m. (Pascoe)
- Cefalymphat H Amp 1 ml (Cefak)
- Psychoneurotikum N Amp. 2 ml (Asconex)
- Apomorphin oplx. Amp. 1 ml (Madaus)
- Spascupreel Amp. 1,1 ml (Heel)

Dosierung insgesamt: 1 × Woche, entweder als Mischinjektion s.c./i.c. verabreichen (als Injektion an die Akupunkturpunkte Bauchkranz n. Höpfner und Le 13, KG 4 + 12; s. auch Injektionsakupunktur) oder Ampullen trinken und
Kombination aus:

- gastri-loges N Amp. 2 ml (Dr. Loges)
- toxi-loges Amp. 2 ml (Dr. Loges)
- Vitamin B_{12} forte Amp. 2 ml (Hevert)
- Zincum valerianicum Amp. 2 ml (Hevert)
- Pankreaticum Hevert Amp. 2 ml (Hevert)

Dosierung insgesamt: 1 × Woche, entweder als Mischinjektion i.m. verabreichen oder Ampullen trinken.

Begleittherapie

Ernährung:

- Beachtung des Säure-Basen-Haushalts
- ω-3-fettsäurereich
- ω-6-fettsäurearm
- ballaststoffreich oder -arm
- mehrere kleine, auf den Tag verteilte Mahlzeiten

Folgetherapie

1. **Stuhldiagnostik (bei alkalischem Stuhl-pH-Wert)** → Säure-Basen-Haushalt (4–6 Wochen)
   Kombination aus:
   - Basosyx Kau-Tabl. (Syxyl)
     Dosierung: abends 2 Tabl.
     und
   - RMS Asconex Tr. (Asconex)
     Dosierung: 3 × tgl. 20 Tr.
2. **Stuhldiagnostik (bei pathogener E.-coli-, Laktobazillen und Bifidoflora und erniedrigtem sIgA-Wert)** → mikrobiologische Therapie (8–12 Wochen)
   Kombination aus:
   - Rephalysin C Drg. (Repha)
     Dosierung: 3 × tgl. 2 Drg. außerhalb der Mahlzeiten
     und
   - ProBio-Cult Kps. (Syxyl)
     Dosierung: 2 × tgl. 1 Kps. außerhalb der Mahlzeiten
   - **bei pathogener Fremdbesiedlung der Darmflora anstatt Rephalysin C:**
     Kombination aus:
     – Mutaflor Kps. (Ardeypharm)
       Dosierung: 2 × tgl. 1 Kps. außerhalb der Mahlzeiten
       und
     – ProBio-Cult Kps. (Syxyl)
       Dosierung: 2 × tgl. 1 Kps. außerhalb der Mahlzeiten
   - **bei erhöhtem Lysozym, PMN-Elastase, Laktoferrin und/oder**

Calprotectin A → antiinflammatorische Therapie (8–12 Wochen)
  - Opsonat spag. Peka Mischung (Pekana)
    Dosierung: 3 × tgl. 1 TL
- **bei erhöhtem Alpha-1-Antitrypsin** → Leaky-Gut-Syndrom (8–12 Wochen)
  Kombination aus:
    - Myrrhinil-Intest Tabl. (Repha) über mind. 2 Monate
      Dosierung: 3 × tgl. 4 Tabl.
      und
    - Curazink Kps. (Stada)
      Dosierung: 2 × tgl. 1 Kps.

Eventuell zusätzliche antimykotische Therapie (Stuhllabor) sowie Pankreas- und Leberunterstützung.

Akupunktur oder Injektions-Akupunktur (Homöosiniatrie)

Beim Reizdarm folgende Akupunkturpunkte (Mischinjektion s. o.): B 21, KG 6 + 13, M 36, Di 4, Dü 3, H 3 + 5

4.5 Ernährung

Grundsätzlich sollte sich der Reizdarmpatient an einige **Grundregeln** halten:

- regelmäßige Essenszeiten einhalten
- keine sehr heißen oder sehr kalten Speisen zu sich nehmen
- keine Hektik beim Essen! Man sollte sich ausreichend Zeit für die Mahlzeiten nehmen
- lieber mehrere kleine, leichte Mahlzeiten als wenige, aber dafür schwere Mahlzeiten
- blähende Nahrungsmittel wie Bohnen, Erbsen, Zwiebeln oder Kohl sollten eher selten auf dem Essensplan stehen
- rohes Obst und Gemüse nur in kleinen Mengen verzehren
- große Portionen und übervolle Teller vermeiden
- viel Flüssigkeit trinken (30 ml/kg Körpergewicht). Am besten sind stilles Wasser oder ungesüßte Kräutertees

Für Reizdarmpatienten eher **ungeeignete Lebensmittel** sind:

- Weißmehlprodukte (z. B. Baguette, Brötchen)
- fette Speisen (auch versteckte Fette in Wurst, Käse oder Fleisch)
- sehr scharf gewürzte Speisen
- Alkohol, Kaffee und Nikotin
- Süßigkeiten (Zucker begünstigt das Wachstum von schädlichen Keimen im Darm)
- kohlensäurehaltige Getränke
- Fertigprodukte
- Bei Durchfall sind Lebensmittel mit dem Zuckeraustauschstoff Sorbitol (z. B. zuckerfreie Kaugummis oder Bonbons) besonders ungünstig.

4.5.1 Ballaststoffe

Die Empfehlung, ballaststoffreiche Nahrung zu sich zu nehmen, gilt vorwiegend für den sog. Obstipationstyp, also insbesondere für Patienten, bei denen sich das Reizdarmsyndrom vor allem durch Verstopfung bemerkbar macht. Bei Obstipation ist die Zufuhr von Ballaststoffen günstig, denn Ballaststoffe beschleunigen die Darmpassage. Für Patienten, die gerade mit Durchfall zu kämpfen haben, sind Ballaststoffe weniger geeignet, da bei ihnen die Darmpassage ohnehin bereits besonders aktiv ist.

Zu den **ballaststoffreichen Lebensmitteln** zählen unter anderem:

- Obst (z. B. Kiwi, Äpfel, Bananen) und Trockenobst (z. B. Feigen, Datteln, Pflaumen)

- Gemüse (z. B. Möhren, Brokkoli)
- Getreideerzeugnisse (z. B. Vollkornbrot, Haferflocken, Müsli)
- Nüsse (z. B. Mandeln, Haselnüsse, Erdnüsse)
- Kartoffeln, (Vollkorn-)Reis

Bei einer ballaststoffreichen Ernährung sollte gleichzeitig auf die Zufuhr von viel Flüssigkeit geachtet werden, sonst kann ein gegenteiliger, zusätzlich verstopfender Effekt eintreten.

4.5.2 Fasten

Es hat sich als durchaus wirksam erwiesen, wenn RDS-Patienten einen Fastentag in der Woche einlegen oder 2-mal im Jahr eine 12-tägige Fastenkur durchführen. Eine 12-tägige Fastenkur sieht folgendermaßen aus:

1. Tag: Entlastungstag

Ernährung: Sich langsam auf die Fastentage innerlich einstellen. Auf Alkohol, Kaffee, schwarzen Tee und Süßigkeiten verzichten. Mindestens 2 l (bzw. 30 ml/kg Körpergewicht) stilles Wasser, Saftschorle, Kräutertee oder bzw. im Wechsel mit Urbitter Bio Tee trinken. Nur leicht und etwas weniger essen – gerade so viel, bis man satt ist. Auf Fettiges und Fleisch verzichten, dafür reichlich frisches Obst, Gemüse und Vollkornreis.

Bewegung: Sport wie sonst auch. Wer eher selten aktiv ist, sollte einen längeren Spaziergang machen.

Naturheilkundliche Begleitung:

- Urbitter Bio Tee (Dr. Pandalis) 3 × tgl. 1–2 Tassen
- Entgiftung- und Ausleitungstherapie, Korrektur des Säure-Basen-Haushalts (s. o.)

2. Tag: Entlastungstag

Ernährung: Verzicht auf Fleisch, Fisch und Eier. Menüvorschlag: morgens Obst und etwas Quark, mittags Kartoffeln und Gemüse, nachmittags einen Gemüsesaft, abends Brühe mit Reis und etwas gekochtem Gemüse. Mindestens 2 Liter stilles Wasser, Saftschorle, Kräutertee oder bzw. im Wechsel Urbitter Bio Tee trinken.

Pflege: Ein basisches Bad (z. B. Entoxin Basisches Entschlackungsbad, pH-Wert 8–9) ist sinnvoll, denn es unterstützt die ausleitende, d. h. entgiftende, Funktion der Haut. Badetemperatur ca. 37 °C, Badedauer 15 bzw. besser 30 min. Im Badewasser den ganzen Körper mit einem Luffaschwamm oder einer Bürste abrubbeln.

Bewegung: wie 1. Tag.

Naturheilkundliche Begleitung: wie am 1. Tag.

3. Tag: Fastentag und Darmentleerung

Ernährung: Jetzt geht es richtig los mit dem Fasten. Den Tag so planen, dass man zu Hause bleiben kann. Morgens ¼ l Morgentee, z. B. Rosmarin-, Weißdorn- (kreislaufanregend) oder Eisenkrauttee (Verbene-) bzw. Urbitter Bio Tee trinken (auch anregend für Leber und Galle). Im Anschluss mit Glaubersalz bzw. Macrogol abführen (s. u.): Damit der Körper besser von Nahrungsaufnahme zur Ausscheidung umschalten kann, wird das Fasten mit einer kräftigen Darmentleerung eingeleitet. Diese Maßnahme mindert auch die Hungergefühle während des Fastens.

So geht es: Superschlanke nehmen 20 g Glaubersalz auf ½ l Wasser, Normalgewichtige 30 g auf einen ½ l Wasser, Übergewichtige 40 g auf ¾ l Wasser. Glaubersalz schmeckt unangenehm, geben Sie eventuell ein paar Spritzer Zitronensaft hinzu. Diese Lösung kühl und möglichst zügig trinken. Innerhalb der nächsten 1–3 h erfolgen mehrere durchfallartige Entleerungen. Sollte der Bauch kneifen: Tee oder Wasser trinken, ins Bett legen, eine Wärmflasche auf den Bauch.

Bei der Verwendung von Macrogol (z. B. Laxatan M) bitte 1 Beutel in ein gut gefülltes Glas Wasser geben und trinken. Schmeckt angenehm nach Orange. Nach ca. 6–8 h erfolgt die Darmentleerung (Lavage).

Merke: Unbedingt auch auf Wechselwirkungen beim Abführen achten (z. B. Pille, Digitalispräparate etc.).

Mittags Gemüsebrühe und Wasser. Gemüsebrühe ist entweder als Fertigprodukt (hefeextraktfrei) im Reform- oder Naturkostladen erhältlich oder man kann sie selbst herstellen. Nachmittags Urbitter Bio Tee und stilles Wasser oder Leitungswasser, abends Wasser und abwechselnd mal Kräutertees (z. B. Kamille, Johanniskraut, Baldrian, Hopfen, Zitronenmelisse, da diese entspannungsfördernd sind), mal Obst- oder Gemüsesäfte. Obstsäfte nie pur, sondern immer stark verdünnt als Schorle trinken, Mischungsverhältnis ⅓ Saft, ⅔ Wasser. Empfohlene Obstsäfte sind naturtrüber Apfel-, Trauben- und Birnnsaft. Gemüsesäfte sollten ebenfalls verdünnt werden. Man kann den Gemüsesaft auch mit heißem Wasser im Verhältnis 1 : 1 mischen und dann wie eine Suppe auslöffeln. Alle im Reformhaus/Naturkostladen angebotenen Gemüsesäfte sind verwendbar. Auch milchsaure, vergorene Säfte sind erlaubt, diese unterstützen noch zusätzlich die Darmfunktion.

Merke: Auch im Laufe des Tages zwischendurch immer wieder Wasser im Wechsel mit dem Urbitter Bio Tee trinken! Bei einer hypotonen Kreislaufsituation etwas Honig oder Agavendicksaft verwenden, z. B. im Tee. Reicht dass nicht aus, dann z. B. auf metarubini (3 × tgl. 30 Tr.) zurückgreifen. Zucker und Süßstoffe bleiben verboten!

Pflege: Abführen laugt aus. Zum Duschen ein besonders pflegendes, nicht austrocknendes Gel verwenden. Danach tut eine Bürstenmassage gut, am besten die Haut zuvor einölen. Mit einer Körperbürste von den Füßen beginnend den ganzen Körper mit kräftigen Streichbewegungen – immer in Richtung Herz – abreiben. Erst Füße und Beine, dann Arme, zum Schluss Bauch und Oberkörper. Den Bauch mit kreisenden Bewegungen bearbeiten.

Durch die Massage wird die Haut geschmeidig und Kreislauf und Stoffwechsel werden angeregt. Gut fürs Gesicht ist eine milde, beruhigende Creme, für die Hände eine reichhaltige Handcreme (z. B. Cystus Creme Dr. Pandalis). Abends die Füße dick eincremen und massieren. Das wärmt, entspannt und sorgt für ein wohliges Gefühl. Auch werden dabei die Fußreflexzonen aktiviert: zunächst die ganzen Füße durchkneten, dann jeden Zeh einzeln kräftig massieren, mit der Faust die Fußsohle bearbeiten, dann zum Abschluss noch mal den gesamten Fuß ausstreichen.

Bewegung: Viel faulenzen, aber auch einen kleinen Spaziergang machen. Auf keinen Fall in die Sauna gehen, dies würde den Kreislauf überlasten.

Naturheilkundliche Begleitung: wie am 1. Tag.

4. Tag: Fastentag

Ernährung: Morgens Urbitter Bio Tee (wie an Tag 3), mittags Gemüsebrühe und Wasser. Bei anhaltendem Hungergefühl ist statt der Gemüsebrühe eine Reis- oder Haferbrühe erlaubt. Rezept für 1 Portion: 1 EL geschroteten Reis oder Haferflocken mit 150 ml Wasser zum Kochen bringen. 5–10 min köcheln lassen und anschließend die Masse durch ein Sieb passieren. Suppe bei Bedarf mit Kräutern abschmecken.

Nachmittags Urbitter Bio Tee (wie an Tag 3, oder bei Blähungen im Wechsel mit Anis- oder Fencheltee) und Wasser. Abends Wasser, Urbitter Bio Tee (siehe Tag 3), Obst- oder Gemüsesäfte. Achtung: Hapert es dennoch mit der Verdauung (das gilt für alle Fastentage!), kann man abends noch zusätzlich einen Einlauf machen oder eine leichte Bauchmassage anwenden.

Pflege: wie am 3. Tag. Bei Pickeln und Mitessern das Gesicht mit der Cistus Creme eincremen. Durch das Fasten können auch die Lippen stärker austrocknen, darum ist es sinnvoll, eine reichhaltige Lippenpflege (etwa mit Calendula-Öl oder Dexpanthenol) zu verwenden.

Bewegung: Morgens im Bett ausgiebig räkeln, strecken und dehnen. Langsam aufsetzen – damit einem beim Aufstehen nicht schwindelig wird. Am frühen Nachmittag eine halbe Stunde an der frischen Luft spazieren gehen. Während des Spaziergangs immer mal wieder moderate Ausfallschritte machen, um die Beine zu dehnen, Arme in der Luft kreisen lassen. Ab dem 2. Tag ganz ohne Nahrung sollte man die Entgiftungsleistung der Leber noch mit einem Leberwickel unterstützen z. B. mit der Teuto Wärme Auflage Dr. Pandalis.

Naturheilkundliche Begleitung: wie am 1. Tag.

5. Tag: Fastentag

Ernährung: Morgens Urbitter Bio Tee (wie an Tag 3 oder 4), mittags Gemüse- oder Reisbrühe und Wasser, nachmittags Kräutertee im Wechsel mit Urbitter Bio Tee (wie an Tag 3 oder 4) und Wasser, abends Wasser, Urbitter Bio Tee (siehe Tag 3), Obst- oder Gemüsesäfte.

Merke: Kommt es zu Durchfällen, Obstsäfte und evtl. Gemüsesäfte noch stärker verdünnen. Wenn das nicht hilft, Säfte weglassen, nur Tee und Wasser trinken.

Pflege: wie 3. Tag. Bei Pickeln Cystus Creme Dr. Pandalis. Abends tut eine Fußmassage gut.

Bewegung: wie 4. Tag. Zu diesem Zeitpunkt ist bei den meisten Fastenden schon eine verbesserte körperliche Fitness spürbar. Das Bewegungsprogramm kann jetzt auch erweitert werden: Morgens nach dem Aufstehen aufrecht hinstellen und den Körper einige Male locker durchschütteln, dabei ruhig ein- und ausatmen. Dann noch einige Minuten tief weiteratmen. Beim Einatmen alle Muskeln ungefähr 7 Sekunden lang anspannen, beim Ausatmen loslassen, die Muskeln entspannen sich wieder. Idealerweise sollte diese Übung vor einem weit geöffneten Fenster durchgeführt werden, um viel Sauerstoff zu tanken.

Naturheilkundliche Begleitung: wie am 1. Tag.

6. Tag: Fastentag

Ernährung: Morgens Urbitter Bio Tee, mittags Gemüsebrühe oder Haferbrühe und Wasser, nachmittags Kräutertee im Wechsel mit Urbitter Bio Tee und Wasser, abends Wasser, Urbitter Bio Tee, Obst- oder Gemüsesäfte.

Pflege: wie 3. Tag. Kalte Füße sind während einer Fastenkur ein häufiges Problem. Hier hilft ein ansteigendes Fußbad. Füße in Eimer/Fußbadewanne tauchen, lauwarmes (nicht heißes) Wasser hinzugeben. Nun nach und nach heißes Wasser zugießen, so dass die Füße immer wieder einen neuen Wärmeschub erhalten. Zum Abschluss Füße kalt abwaschen, gut abtrocknen, dicke Socken darüber.

Bewegung: wie am 5. Tag. Am späten Nachmittag oder im Laufe des Vormittags zusätzlich eine Dehnübung. Mit der Dreiecksübung entspannen Sie die Rückenmuskulatur, trainieren Taille, Schenkel und Beinmuskeln und fördern zudem noch die Konzentration, da die Sauerstoffversorgung des Körpers gesteigert wird. So geht's: Leicht gegrätscht aufrecht hinstellen, die Arme seitlich in Schulterhöhe ausgestreckt. Den Oberkörper nach vorne beugen und mit der Ausatmung langsam nach rechts bewegen.

Naturheilkundliche Begleitung: wie am 1. Tag.

7. Tag: Fastentag

Ernährung: Morgens Urbitter BioTee, mittags Gemüse- oder Reisbrühe und Wasser, nachmittags Kräutertee im Wechsel mit Urbitter Bio Tee und Wasser, abends Wasser, Urbitter Bio Tee, Obst- oder Gemüsesäfte.

Pflege: wie am 3. Tag. Wer gerne in die Sauna geht, kann es jetzt wieder unbesorgt tun, vorausgesetzt man ist kreislaufstabil. Auf keinen Fall mehr als 2 Saunagänge à 10 Minuten. Nach Verlassen der Sauna nicht sofort ins kalte Tauchbecken steigen, sondern zuerst kaltes Wasser mit den Händen ins Gesicht geben. Zum Abschluss den Körper gut eincremen. Abends eine Fußmassage (s. 3. Tag) genießen.

Bewegung: wie am 5. Tag plus die Dehnübung vom 6. Tag. Wenn sich im Laufe des Tages leichter Schwindel, Müdigkeit, Lustlosigkeit einstellen, nicht hängen lassen, sondern aufraffen und für nur 10 Minuten an die frische Luft gehen – schon das kann helfen, die Trägheit zu überwinden und verbessert dabei noch die Bewegungsbilanz.

Naturheilkundliche Begleitung: wie am 1. Tag.

8. Tag: Fastentag

Ernährung: Morgens Urbitter Bio Tee wie an Tag 3, mittags Gemüse- oder Haferbrühe und Wasser, nachmittags Kräutertee im Wechsel mit Urbitter Bio Tee und Wasser, abends Wasser, Urbitter Bio Tee, Obst- oder Gemüsesäfte.

Pflege: wie am 3. Tag.

Bewegung: wie am 7. Tag.

Naturheilkundliche Begleitung: wie am 1. Tag.

9. Tag: Fastentag

Ernährung: Morgens Urbitter Bio Tee (wie an Tag 3), mittags Gemüsebrühe und Wasser oder, bei Magenkneifen, eine Reis- oder Haferbrühe. Nachmittags Kräutertee im Wechsel mit Urbitter Bio Tee (wie an Tag 3) oder bei Blähungen im Wechsel mit Anis- oder Fencheltee und Wasser. Abends Wasser, Urbitter Bio Tee (s. Tag 3), Obst- oder Gemüsesäfte.

Pflege: wie am 3. Tag. Abends eine Fußmassage wie am 3. Tag.

Bewegung: wie am 7. Tag.

Naturheilkundliche Begleitung: wie am 1. Tag.

10. Tag: Aufbautag

Ernährung: Das Fasten wird nun beendet und der Körper muss nun langsam wieder an die Nahrungsaufnahme gewöhnt werden. Dies muss vorsichtig geschehen, deshalb sind die Aufbautage so wichtig! Verzichtet wird noch auf fette Speisen, tierische Fette und Kaffee. Es wird weiterhin reichlich getrunken, mindestens 2 l (s.o. 30 ml/kg Körpergewicht) Wasser und Kräutertee bzw. Urbitter Bio Tee. Es dürfen in Maßen Milchprodukte genossen werden, etwa einen Joghurt oder ein Glas Buttermilch. Gegessen werden sollten gegarte Gemüse- und Getreidegerichte. Gegessen werden kann nun bis man satt ist.

Menüvorschlag: Morgens Urbitter Bio Tee, vormittags 1 gedünsteten Apfel, mittags eine Kartoffel-Gemüsesuppe, nachmittags Tee trinken, abends Gemüsesaft und dazu eine Scheibe Knäckebrot. Über den Tag verteilt weiterhin Wasser, Obstsaft und Kräutertee.

Pflege: wie am 3. Fastentag.

Bewegung: wie am 7. Tag.

Naturheilkundliche Begleitung: wie am 1. Tag.

11. Tag: Aufbautag

Ernährung: Nun kann wieder mehr und mehr rohes Gemüse gegessen werden, dabei sollte jedoch gründlich gekaut werden. Falls seit Beginn des 1. Aufbautages bis zum Abend des 2. Aufbautages kein Stuhlgang stattgefunden hat, kann mit einem Einlauf nachgeholfen werden.

Menüvorschlag: Morgens Urbitter Bio Tee, 2 Scheiben Knäckebrot mit Kräuterquark. Vormittags viel trinken und 1 reife Birne. Mittags 3 kleine Pellkartoffeln plus Möhrengemüse. Nachmittags 1 Biojoghurt mit 1 TL Sanddornsaft und 1 gehäuften TL Leinsamen vermischen. Kräutertee im Wechsel mit Urbitter Bio Tee oder Wasser. Abends Möhrenrohkost, Knäckebrot mit Kräuterquark.

Pflege: wie am 3. Tag.

Bewegung: langsam zum gewohnten Sportprogramm übergehen.

Naturheilkundliche Begleitung: wie am 1. Tag.

12. Tag: Aufbautag

Ernährung: Morgens Urbitter Bio Tee, dazu Obst mit gekeimtem Müsli und Honig. Später am Vormittag ist ein erster Kaffee mit viel Milch erlaubt. Mittags Hirse-Risotto, dazu ein Tomatensalat. Nachmittags: 1 Biojoghurt mit 1 TL Sanddornsaft und 1 gehäuften TL Leinsamen vermischen. Kräutertee im Wechsel mit Urbitter Bio Tee oder Wasser. Abends Gurkensalat, dazu 1 Scheibe Vollkornbrot und 2 Scheiben Knäckebrot, mit Butter und Kräuterquark oder magerem Käse belegt.

Pflege: Nun kann auch wieder zum gewohnten Pflegerhythmus zurückgekehrt werden.

Naturheilkundliche Begleitung: wie am 1. Tag.

Die ganzheitliche naturheilkundliche Begleittherapie aus Entgiftung und Ausleitung, Berücksichtigung des Säure-Basen-Haushalts und Genuss des Urbitter Bio Tees sollte durchaus noch 3 bis 4 Tage nach Beendigung des Fastens beibehalten werden, um nachträglich anfallende Schlackenstoffe erfolgreich aus dem Körper zu beseitigen.

4.6 Weitere Tipps für den Reizdarmpatienten

4.6.1 Stressabbau

Der Stressabbau und eine ausgeglichene Lebensweise spielen für einen gesunden Darm eine ganz wesentliche Rolle. Hilfreich dabei sind z. B.:

- Autogenes Training
- Progressive Muskelentspannung nach Jacobsen
- Yoga
- Atemtherapie
- Hypnose
- effektives Stressmanagement

4.6.2 Hydrotherapie/ Hydrothermotherapie

Innere Organe, speziell der Magen-Darm-Trakt, können bevorzugt über thermische Reize angesprochen werden. Sie reagieren auf Wärmereize (z. B. Heusäcke, feuchtwarme Leibwickel) im Sinne einer Tonisierung oder Detonisierung. Kältereize (z. B. Kneipp-Güsse und Wickel) haben auch entzündungshemmende Wirkungen.

4.6.3 Sonstige Tipps

- Führen eines Tagebuchs; Darin sollte der Tagesablauf mit Essensgewohnheiten, Art der Nahrung oder Medikamenteneinnahme aufgezeichnet werden. Auch psychische Auslöser (Freude, Angst), die Reizdarmsymptome verursachen, können hier notiert werden.
- Anfänglicher Verzicht auf Gewürze, Kaffee, Nikotin und Alkohol. Essen Sie bewusst und in kleinen Portionen.
- Sie können basierend auf der Auswertung des Tagebuchs auch eine eigene Reizdarm-Diät entwickeln.
- Wenn eine Therapie nicht gleich erfolgreich ist, kann eine Wärmflasche immer eine wohltuende Entspannung verschaffen. Auch ein feuchtwarmer Leibwickel entkrampft. Über den Leibwickel dann noch ein Woll- oder Baumwolltuch wickeln und 30 min einwirken lassen.
- Eine Teemischung aus Anis, Fenchel, Kümmel oder auch Pfefferminze bzw. Kamille oder mit Bitterstoffen (s. o.) kann entspannend und entkrampfend wirken.
- Ein warmes Bad mit Lavendel- oder Melissenöl oder eine direkte Massage im Bereich des Darms mit Lavendelöl (Ausnutzung des kuti-viszeralen Reflexbogens) können entkrampfen.
- Nehmen Sie sich zum Essen genügend Zeit und schaffen Sie eine entspannte Atmosphäre (keine Streit- oder Problemgespräche beim Essen, kein Fernsehen oder Radiohören). Gestalten Sie die Mahlzeiten abwechslungsreich und nicht zu fettreich. Kauen Sie bewusst und lange.

5 Reizmagen (funktionelle Dyspepsie)

Als Reizmagen oder funktionelle Dyspepsie werden subjektive Beschwerden im mittleren Oberbauch ohne nachweisbare organische Ursache bezeichnet.

Zusammen mit dem Reizdarm gehört der Reizmagen in den westlichen Industrieländern zu den häufigsten funktionellen Störungen im Magen-Darm-Trakt. Mit zunehmendem Alter steigt die Häufigkeit des Reizmagens und Frauen sind häufiger betroffen als Männer.

Die Symptome sind sehr heterogen und umfassen u.a. Beschwerden wie Völlegefühl, Übelkeit, Erbrechen, vorzeitiges Sättigungsgefühl, Druck im Oberbauch. Sie können einzeln oder in Kombination auftreten.

Von einem Reizmagen wird laut **Definition** gesprochen, wenn die Beschwerden länger als 3 Monate anhalten bzw. immer wieder auftreten und wenn medizinische Untersuchungen eine körperliche Erkrankung als Ursache ausschließen.

Nicht selten tritt der Reizmagen in Verbindung mit einem Reizdarmsyndrom auf (► **Kap. 4**). Bei Frauen kann neben dem Reizmagen auch eine Reizblase (► **Kap. 6**) bestehen.

Das Risiko, dass sich aufgrund eines Reizmagens eine entzündliche oder bösartige Erkrankung des Magens entwickelt, ist nicht erhöht. Trotz des hohen Leidensdrucks der Betroffenen ist die Prognose des Reizmagens gut.

5.1 Physiologie

Der Magen liegt in der Regel im linken mittleren Oberbauch und ist ein sog. muskuläres Hohlorgan, d.h., er besteht außen aus Muskulatur, die für die Peristaltik verantwortlich ist, und innen aus Magenschleimhaut. Er hat ein Speichervermögen von 1,5 bis zu 2,5 Liter. Lage, Größe und Form sind individuell unterschiedlich.

Die **Magenschleimhaut** kleidet die Magenwand komplett von innen aus. Ihre wichtigste Funktion ist der Schutz der Magenwand vor chemischen (z.B. der im Magensaft enthaltenen Salzsäure) oder mechanischen Schäden. In der Magenschleimhaut liegen verschiedene Drüsen, die – je nach Lokalisation – als Kardiadrüsen (am Mageneingang), Fundus- bzw. Korpusdrüsen (am Magenboden bzw. Magenkörper) und Pylorusdrüsen (am Magenausgang) bezeichnet werden.

In den Drüsen und in der Schleimhaut selbst sind zahlreiche Zellen verantwortlich für die Produktion unterschiedlicher Substanzen im Magen, die letztlich zum einen den Magensaft und zum anderen die schützende Schleimschicht im Mageninneren bilden:

- In den **Nebenzellen** entsteht schützender, alkalischer Schleim, der den pH-Wert im Mageninneren kontrolliert.
- Die **Hauptzellen** produzieren Pepsinogene, die Vorstufe von Pepsin (s. u.).
- Die **Belegzellen** bilden die Salzsäure, den Intrinsic-Faktor und Bikarbonat (s. u.). Durch die reichlich vorhandenen Wasserstoffionen hat die Salzsäure einen sehr niedrigen pH-Wert zwischen 1,0 und 1,5.
- Die **G-Zellen** bilden das Hormon bzw. den Botenstoff Gastrin, der u. a. die Muskulatur des Magens anregt und die Produktion von Salzsäure in den Belegzellen und von Pepsinogen in den Hauptzellen ankurbelt.
- Die **S-Zellen** des Zwölffingerdarms produzieren das Hormon Sekretin, das u. a. die Gastrinausschüttung wieder hemmt und die Produktion von Muzinen erhöht.

Gemeinsam mit dem Magenschleim hat **Bikarbonat** (HCO_3^-), das in den Belegzellen während der Sekretionsphase vermehrt gebildet wird, eine wichtige Schutzfunktion gegenüber dem aggressiven Magensaft. Das gebildete Bikarbonat wird in der dem Magenepithel aufliegenden Schleimschicht festgehalten und erzeugt dadurch einen pH-Wert von ca. 7. Damit findet man den durch die Salzsäure bedingten niedrigen pH-Wert (s. o.) nicht schon an der Epitheloberfläche, sondern erst im Mageninneren. Darüber hinaus gelangt Bikarbonat in das Blut abgegeben (▶ **Kap. 5.4.2**) durch senkrecht in der Schleimhaut verlaufende Kapillarschlingen zur Epitheloberfläche. Die Durchblutung dieser Kapillaren wird wesentlich durch Prostaglandin E2 (PGE2) gesteuert, dem somit im Zusammenspiel mit Bikarbonat eine wichtige protektive Funktion für die Magenschleimhaut zukommt.

Zu den protektiven Mechanismen der sog. **Mukosabarriere** zählen neben der bikarbonathaltigen Muzinschicht die Unversehrtheit der Membranen aller Oberflächenzellen.
Diese wird gewährleistet durch:

- gute Schleimhautdurchblutung
- eine ungestörte PGE2-Wirkung (Steigerung der Durchblutung, der Schleim- und Bikarbonat-Sekretion)
- die Intaktheit der interzellulären Schlussleisten
- die Fähigkeit zur Epithelregeneration

Die **Magensaftsekretion** wird im Zusammenhang mit der Nahrungsaufnahme nerval und hormonal gesteuert. Pro Tag werden insgesamt 2–3 Liter Magensaft produziert. Im nüchternen Zustand sezerniert die Magenschleimhaut nur 10–15 % des Sekretvolumens, das nach maximaler Stimulation – also bei Nahrungsaufnahme – gebildet wird. Die Nahrungsaufnahme ist der wichtigste Reiz für die Stimulation der Magensaftsekretion. Aber auch Emotionen können Einfluss auf die Magensaftsekretion haben. Wut, Schmerz, Angst und Trauer können sekretionshemmend, Aggressionen und Stress sekretionssteigernd wirken.

Die Magensaftproduktion wird unterteilt in eine kephale, eine gastrale und eine intestinale Phase.

- Die **kephale Phase** wird durch den Anblick, den Geruch und den Geschmack von Speisen ausgelöst, also noch bevor die Nahrung den Magen erreicht. Damit bereitet sich der Magen auf die Nahrungsaufnahme vor.
- Die **gastrale Phase** wird durch die Dehnung des Magens bei der Nahrungsaufnahme und durch chemische Reize bestimmter Nahrungsbestandteile ausgelöst. Der Dehnungsreiz führt dann reflektorisch zur Magensaftsekretion. Ihre Beeinflussung setzt bereits vor dem Essen ein und dauert nach der Beendigung der Mahlzeit noch an.
- Hat ein Teil der Nahrung den Dünndarm erreicht, beginnt die **intestinale Phase.** In dieser Phase kann die Magensaftsekretion vom Dünndarm sowohl fördernd als auch hemmend beeinflusst werden. Tritt saurer (pH ≤ 4), stark fetthaltiger Nahrungsbrei in das Duodenum über, erfolgt dort eine Freisetzung von Sekretin, das die Salzsäure-Sekretion hemmt und damit eine weitere Säurebelastung verhindert.

Wesentliche **Bestandteile des Magensaftes** und deren Funktion:

- **Salzsäure** (HCl): Sorgt für die Denaturierung von Eiweißstoffen (Proteinen), bekämpft mit der Nahrung aufgenommene Krankheitserreger und wandelt die Pepsinogene um in Pepsin (s. u.).
- **Intrinsic-Factor**: Ein Eiweiß, das mit Vitamin B_{12} eine Verbindung eingeht und so erst eine Verwertung des Vitamins im Körper ermöglicht. Ohne Intrinsic-Faktor würde das Vitamin durch die Darmbakterien zerstört und Mangelzustände bis hin zur perniziösen Anämie würden auftreten.
- **Pepsinogene** und **Pepsine**: Aus den Pepsinogenen entstehen unter der Mitwirkung von Salzsäure die Pepsine, die bestimmte eiweißhaltige Strukturen aufbrechen (pflanzlicher und tierische Nahrungsmittel) und so erst ermöglichen, dass die darin enthaltenen Nährstoffe verwertet werden können.
- **Magenschleim** (Muzine): Er kleidet das gesamte Mageninnere aus und verhindert so, dass Salzsäure und Eiweiße die Magenwand angreifen.

5.2 Ursachen

Die Ursachen sind sehr vielfältig und von Mensch zu Mensch unterschiedlich – seelische Faktoren haben oft eine große Bedeutung. Oft liegt dem Reizmagen eine Kombination von Ursachen zugrunde. Zu den wichtigsten Ursachen werden gezählt:

- falsche Ernährung (z. B. zu viel Alkohol, Kaffee, Fett, Zucker, usw.) oder Nahrungsmittelunverträglichkeiten (z. B. Milchprodukte): Oft führt der Genuss von Alkohol, Koffein, Kohl- und Zwiebelgewächsen, Milchzucker, Fruchtzucker und Sorbit, aber auch von zu fetten oder zu stark zuckerhaltigen Speisen zu Bauchschmerzen und Blähungen.
- unregelmäßige oder späte Essenszeiten und zu wenig Bewegung
- Medikamente (z. B. Azetylsalizylsäure, Diclofenac)
- psychische Faktoren (v. a. Stress, aber auch starke Ängste, Depressionen): Stress, Ärger und Ängste beeinflussen die Verdauung und verändern die Wahrnehmung für Schmerzen.

- Magenschleimhautentzündung (Gastritis), evtl. durch das Bakterium Helicobacter pylori
- Refluxerkrankung (durch aufsteigenden Magensaft)
- erhöhte Empfindlichkeit des Magens gegenüber Magensäure und Gallenflüssigkeit
- Bewegungsstörungen (Peristaltikstörungen) des Magens bzw. Dünndarms: Durch die mangelnde Magenbeweglichkeit ist die Muskulatur der Magenwand nicht ausreichend aktiv, so dass die Nahrung zu lange im Magen verbleibt und zu Beschwerden führt. Aber auch eine zu rasche Magenentleerung kann vorliegen.

5.3 Symptome

Einzeln oder in Kombination auftretende Symptome können sein:

- Schmerzen im Oberbauch (oft bei Hunger, Linderung durch Nahrungsaufnahme)
- dyspeptische Beschwerden (Aufstoßen, Völlegefühl, Appetitlosigkeit, Erbrechen, Durchfall) treten sehr häufig auf und sind für die Betroffenen äußerst unangenehm. Es besteht ein hoher Leidensdruck. Patienten mit dyspeptischen Beschwerden sind im alltäglichen Leben deutlich eingeschränkt und leiden unter einer reduzierten Lebensqualität.
- evtl. lokalisierter oder diffuser Schmerz in der Magengrube, eher rechtsseitige Schmerzen können bis in den Rücken ausstrahlen
- Magendrücken
- Sodbrennen, Reflux
- brennendes Gefühl hinter dem Brustbein, oft Aufwärtswanderung
- evtl. saurer Geschmack im Mund, Mundgeruch

Zusätzlich können Beschwerden wie Kopf-, Glieder-, Rückenschmerzen, Beschwerden im Genitalbereich, Erschöpfung, Herzrasen, Schweißausbrüche, Unruhe, Angst, Depressionen, Anspannung, Schlafstörungen und Konzentrationsstörungen auftreten.

Anhand der unterschiedlich ausgeprägten Symptomatik wird der Reizmagen in 5 unterschiedliche Typen unterteilt:

- **Refluxtyp:** Die Symptome (Sodbrennen, saures Aufstoßen, Schmerzen beim Schlucken, Schmerzen hinter dem Brustbein) ähneln stark der Refluxkrankheit, jedoch ohne sich zu einer Refluxösophagitis weiterzuentwickeln und ohne deren Komplikationen.
- **Ulkustyp:** Die Symptome ähneln jenen eines Magengeschwürs, lassen nach der Nahrungsaufnahme nach, treten häufig nachts wieder auf.
- **Dysmotilitätstyp:** Die Beschwerden lassen sich auf eine Bewegungsstörung zurückführen. Hier sind diffuses Druckgefühl im Oberbauch, vorzeitiges Sättigungsgefühl, Blähungen und Übelkeit die vorherrschenden Symptome.
- **Aerophagietyp:** Die Symptome werden dadurch verursacht, dass der Betroffene zu viel Luft beim Essen schluckt. Dieser Typ entsteht vor allem in psychischen Belastungssituationen, wenn zu hektisch gegessen und zu wenig gekaut wird.
- **Idiopathischer (essenzieller) Typ:** Bei diesem Typ sind keine spezifischen Beschwerden vorherrschend, vielmehr liegen verschiedene Symptome gleichzeitig vor.

5.4 Diagnostik

5.4.1 Allgemeine diagnostische Maßnahmen

Bevor die Diagnose „Reizmagen" gestellt werden kann, sollte durch die folgenden Untersuchungen eine organische Ursache sicher ausgeschlossen werden:

- genaue Anamnese (Art und Auftreten der Beschwerden, psychische Belastungen und Lebensumstände, Ernährungsgewohnheiten etc.)
- Blut- und Stuhluntersuchungen
- Ultraschall (Sonografie)
- Magenspiegelung (Gastroskopie) evtl. mit Gewebeentnahme (Biopsie) zum Ausschluss von z. B. Magen-, Zwölffingerdarmgeschwüren, Refluxösophagitis etc.

Sind organische Ursachen ausgeschlossen und bestehen die Symptome **mindestens 3 Monate** kann in der Regel von einem Reizmagen ausgegangen werden.

5.4.2 Kochsalz(NaCl)-Kreislauf und Urin-pH-Wert-Kurve nach Sander

Da sich zahlreiche Beschwerden beim Reizmagen auf eine Azidose zurückführen lassen, ist die Urin-pH-Wert-Kurve nach Sander, die auf den Erklärungsmodell des Kochsalz(NaCl)-Kreislaufs nach Sander (► **Abb. 5.1**) basiert, eine sinnvolle diagnostische Maßnahme.

Die Belegzellen des Magens produzieren nicht nur Salzsäure, sondern auch Natriumbikarbonat. Sie gehören also zum Bereich des Säure-Basen-Haushalts und haben mit der Verdauung nur indirekt etwas zu tun. Durch das abwechselnde Zerlegen des Kochsalzes in den Belegzellen und durch die spätere Resynthese im Duodenum entsteht ein periodischer Wechsel, bei dem **physiologische Basenfluten** meist 3-mal am Tag in verschiedener Stärke im Organismus auftreten. Es zeigt sich physiologisch meistens eine Basenflut morgens zwischen 8 und 10 Uhr, und eine weitere nach der Hauptmahlzeit zwischen 14 und 16 Uhr.

Die dabei entstehende Flut (Basenflut) von **Natriumbikarbonat** (nach einer Mahlzeit), die sofort resorbiert wird, würde eigentlich zu einer sofortigen schwerwiegenden Blutalkalose führen. Dies ist aber nicht der Fall, da das Natriumbikarbonat als Base zur Herstellung der basischen Verdauungssäfte für Leber bzw. Galle, Dünndarm und Pankreas (basophile Organe) verbraucht bzw. genutzt wird. Das Bikarbonat gelangt später in Form von Galle und Pankreassekret in den Zwölffingerdarm (Duodenum), und zwar in derselben Menge, in der auch salzsaurer Nahrungsbrei vom Magen in den Zwölffingerdarm abgegeben wird. Im Zwölffingerdarm neutralisieren sich das Bikarbonat und die Salzsäure und gelangen dann als **resynthetisiertes Kochsalz** in den Blutkreislauf und zurück in die Belegzellen. Ein dauerhaftes Absinken der Basenreserven würde eine Minderung der Organleistung zur Folge haben.

Benötigen diese Organe zur Verdauung mehr Basen, so müssen die Belegzellen des Magens notwendigerweise mehr Natriumbikarbonat produzieren (auch außerhalb der Mahlzeiten), damit verbunden ist aber auch eine vermehrte Bildung von Salzsäure (sog. Depotsalzsäure), was in der Folge aber auch zu (vermehrtem) Sodbrennen führen kann, wodurch sich eine Gastritis oder ein Ulcus ventriculi entwickeln könnte.

Nach Miederer ist die Magenschleimhaut ein Bikarbonat-Speicher und stellt somit den eigentlichen protekti-

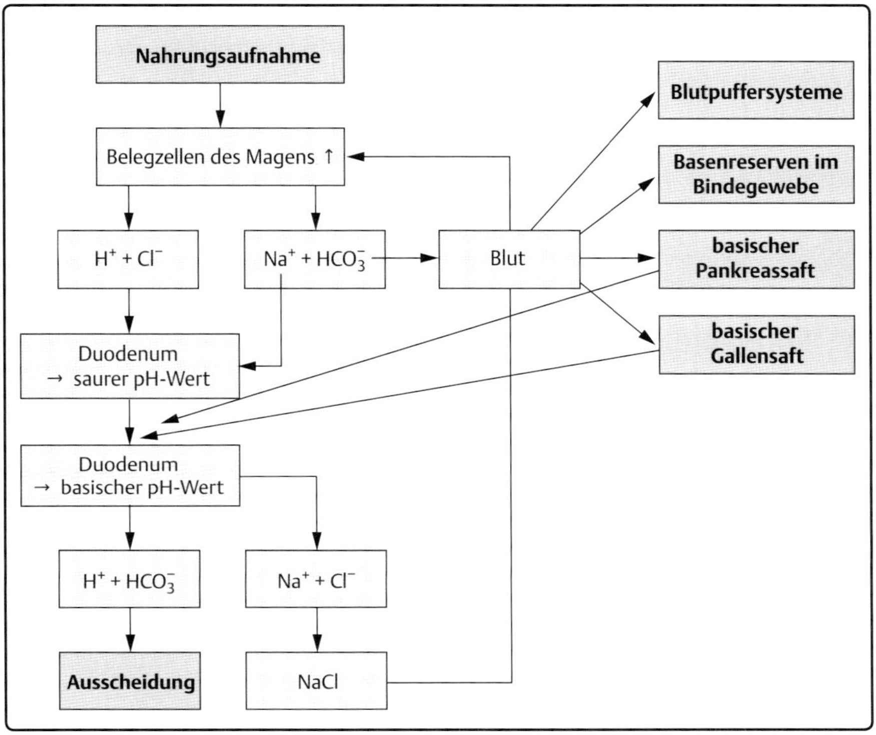

► **Abb. 5.1** Kochsalzkreislauf nach Sander (Abkürzungen: H^+ = Wasserstoff; Cl^- = Chlorid; Na^+ = Natrium; NaCl = Natriumchlorid; HCO_3^- = Hydrogenkarbonat; ↑ = erhöht).

ven Faktor dar. Wird z.B. dauerhaft die Doppelaufgabe der Belegzellen durch Protonenpumpenhemmer und Säuresekretionshemmer unterbrochen, kann es zu einem Versiegen der wichtigen Basenproduktion (und im Weiteren zu einer Hypoazidität bzw. Anazidität) kommen. Die Folge kann eine vollständige Entgleisung des Säure-Basen-Haushalts, eine Insuffizienz der Belegzellen (therapeutische Gabe von Amara-Drogen) und eine Störung der Verdauungsleistung sein (s.o.). Auch Bakterien wie z.B. Helicobacter pylori finden erst ein Milieu, wenn sich der pH-Wert des Bindegewebes in der Schleimschicht des Magens dauerhaft pathologisch verändert.

Bei der Einnahme von **Basenpulvern** zur Behandlung einer Hyperazidität könnte der Patient die ersten beiden Tage mit vermehrtem Sodbrennen reagieren, was aber eine völlig normale Reaktion des Körpers darstellt, um die angesammelten Säuren abzuatmen bzw. endlich loszuwerden. Hier hat es sich als sinnvoll erwiesen einige Minuten später noch mal eine Gabe Basengemisch einzunehmen, um damit das Säuresyndrom in den Griff zu bekommen. Heilreaktionen können auch kurzfristige Durchfälle sein, da die Verdauung durch die bessere Arbeit der basophilen Organe kurzfristig zu stark angeregt werden kann.

Die in den Belegzellen ablaufende Reaktion lässt sich wie folgt beschreiben:

$$NaCl + CO_2 + H_2O \rightarrow NaHCO_3 + HCl$$

Dabei sind 37,5g Kochsalz zu 23,3g Salzsäure und 53,7g Natriumbikarbonat äquivalent. Hieran erkennt man deutlich den wichtigen und hohen Anteil der Basenproduktion in den Belegzellen.

Die **latente Azidose** ist die nach Sander am häufigsten vorkommende Form der Azidose. Es besteht eine kompensatorische Minderung der Pufferbasen ohne Änderung des Blut-pH-Wertes, aber mit einer verminderten Pufferkapazität. Mit jedem abgeatmeten H^+-Ion geht auch ein Bikarbonatmolekül, also eine wichtige Pufferbase, verloren. Dieser Pufferbasenverlust wird eben auch als latente, d. h. schlummernde, Azidose bezeichnet.

Liegt also eine latente Azidose im Grundgewebe vor, wird dauerhaft ein entsprechend höherer Anteil von Bikarbonat zur Säuremobilisierung aus den Belegzellen des Magens benötigt, der dann natürlich im Zwölffingerdarm zur Neutralisierung des sauren Nahrungsbreis und auch für die Herstellung der basischen Verdauungssäfte fehlt. Das enterale Basendefizit versucht der Körper, auch außerhalb der Nahrungsmittelaufnahme, durch **erhöhte Kochsalzspaltung** (s. o.) auszugleichen. Die dabei auch entstehende Salzsäure gelangt nicht nur als Depot-Salzsäure in den Magen, sondern führt auch im Duodenum zu einer stärkeren Ansäuerung. Da im sauren Milieu die Pankreasenzyme nicht optimal wirksam werden können, werden die Nahrungsbestandteile nicht mehr ordnungsgemäß aufgespalten, wodurch größere Mengen unverdauter Bestandteile in den Dickdarm gelangen und es dort zu Gärungsprozessen kommt. Die dadurch entstehende Säurebelastung kann eine bestehende latente Azidose dauerhaft verstärken. So bilden die Leber (sekretorische Leberphase), das Grundgewebe und der Kochsalzkreislauf (Basenflut) eine funktionelle Einheit, zu der auch der Magen notwendigerweise gehört.

Physiologischer Säure-Basen-Haushalt: Im 6-Uhr-Morgenurin kommen die über die Nacht physiologisch angesammelten sauren Stoffwechselendprodukte zum Vorschein. Beim Gesunden treten ca. 2–3 Stunden nach einer Hauptmahlzeit Basenfluten auf. Dies ist meistens im 9-Uhr-Urin feststellbar. Die danach wieder anfallenden sauren Valenzen werden zur Mittagszeit ausgeschieden. Gegen 15 Uhr passiert wieder das Gleiche wie gegen 9 Uhr. Ab 18 Uhr kann es dann wieder zu einem Säureüberschuss kommen (► **Abb. 5.2**).

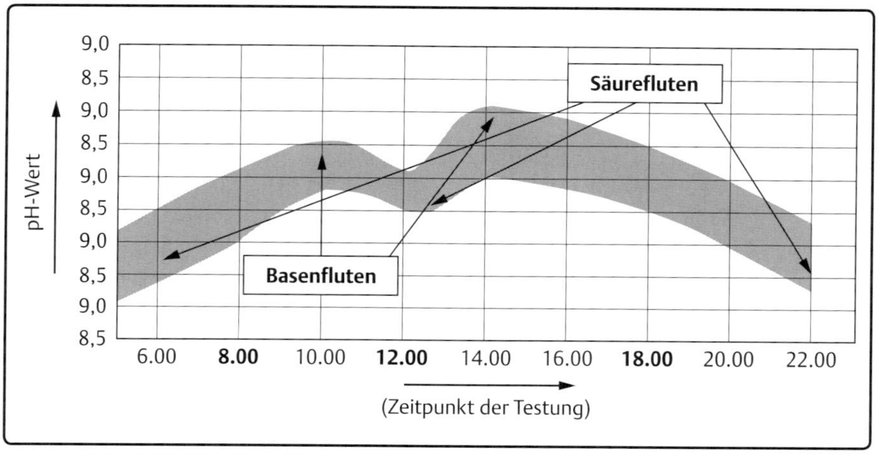

► **Abb. 5.2** Interpretation der Urin-pH-Wert-Kurve nach Sander.

Pathologischer Säure-Basen-Haushalt: Bei kranken Patienten fehlt sehr häufig dieser Wechsel zwischen Säure- und Basenflut. Sie verharren meistens in einer Säure- (pH-Werte nie über 6,7) bzw. Basenstarre (pH-Werte nie unter 7).

5.4.3 Pathophysiognomik bei chronischem Reizmagen

Es ist bekannt, dass chronische Leiden sich auch im Habitus und der Physiognomie der Betroffenen widerspiegeln. K. Tepperwein (2002) hat beim chronischen Reizmagen die folgenden physiognomischen Merkmale definiert (▶ **Abb. 5.3**):

- nasale und perinasale Blässe
- trockene Lippen
- Nasenrötung
- beidseitige Nasolabialfalte
- weißliche belegte Zunge im mittleren Drittel

5.5 Therapie

5.5.1 Allgemeine und schulmedizinische Therapiemaßnahmen

Zur Behandlung eines Reizmagens gibt es folgende Möglichkeiten:

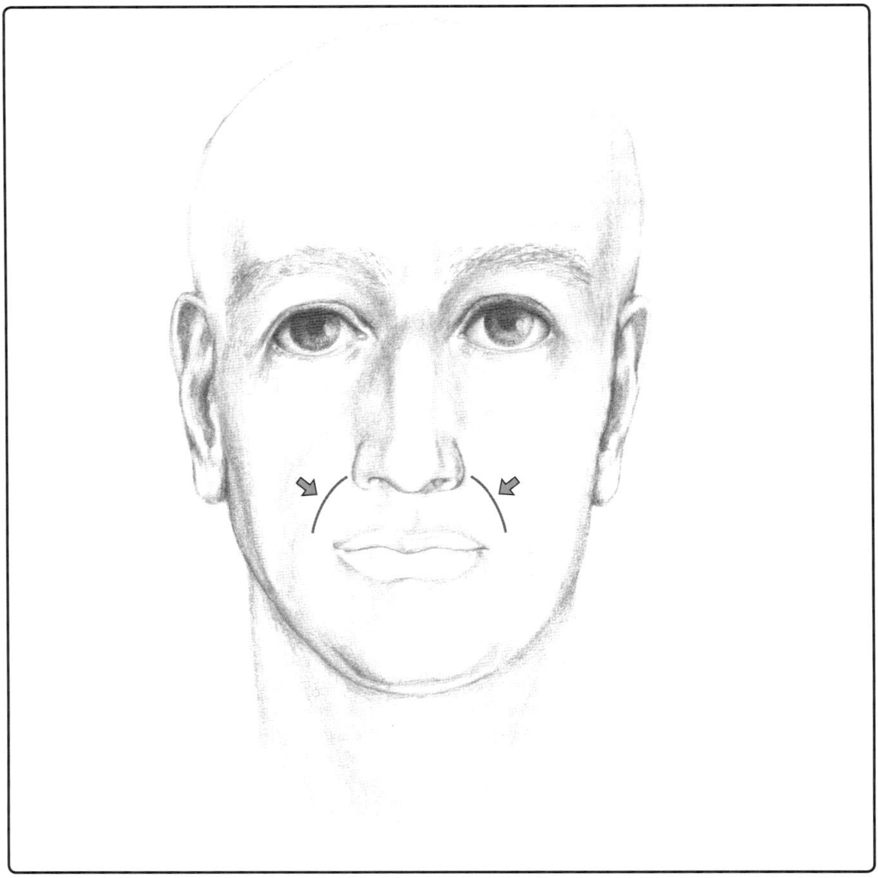

▶ **Abb. 5.3** Beidseitig stark ausgeprägte Nasolabialfalten (Pfeile) gehören u. a. zu den typischen pathophysiognomischen Kennzeichen eines Reizmagens (nach Tepperwein 2002).

- **Umstellung der Essgewohnheiten:**
  - reichliche Flüssigkeitszufuhr (z. B. auch bestimmte Getränke wie warmer Kräutertee)
  - Vermeidung von Alkohol, Nikotin, Kaffee und starken Gewürzen
  - kleinere Essensportionen, dafür häufigere Nahrungszufuhr
  - professionelle Ernährungsberatung (z. B. Diät)
- **Medikamentös,** je nach Ursache z. B.:
  - **Antibiotika** (z. B. Metronidazol) z. B. bei Infektion mit Helicobacter pylori: Bei der Therapie der H.-pylori-Infektion werden am häufigsten die „Italienische Tripeltherapie" (Clarithromycin, Metronidazol, Protonenpumpenhemmer) oder die „Französische Tripeltherapie (Clarithromycin, Amoxicillin, Protonenpumpenhemmer) eingesetzt. Bei Therapieversagen kommen als Alternative Ciprofloxacin, Rifabutin, Tetrazyklin und Wismutpräparate infrage.
  - **Säurehemmer** (z. B. H_2-Blocker wie Cimetidin oder Protonenpumpenhemmer [Protonenpumpeninhibitoren, PPI] wie Omeprazol) zur Regulation der Magensäurebildung:
    - **Cimetidin** (z. B. CimLich) wirkt als H_2-Antihistaminikum dämpfend auf die Magensaftproduktion. Cimetidin ist ein kompetitiver, reversibler H_2-Antagonist der Belegzellen der Magenschleimhaut. Dadurch vermindert es die Sekretion der Magensäure und die Freisetzung des Verdauungsenzyms Pepsin, beeinflusst aber nicht die Bildung des Magenschleims und die Magenentleerung. Zusätzlich unterdrückt es die Vagus- und Gastrin-induzierte Säurefreisetzung. Häufige unerwünschte Wirkungen sind z. B. verminderte Libido, Gynäkomastie und evtl. die Entwicklung einer Agranulozytose.
    - **Omeprazol** (z. B. Antra MUPS) ist ein Arzneistoff aus der Gruppe der Protonenpumpenhemmer. Es wird an seinem Wirkort, den säureproduzierenden Belegzellen des Magens, in den eigentlich aktiven Metaboliten umgewandelt, die die Protonen-Kalium-ATPase (die sog. Protonenpumpe) in diesen Zellen irreversibel hemmt. Dadurch kommt es zu einer Verminderung der Säureproduktion im Magen und der pH-Wert des Magensafts steigt an. Häufige unerwünschte Wirkungen sind z. B. erhöhte Leberwerte, Schwindel und Polyneuropathie.
  - **Motilitätsregulatoren** zur Behandlung von Peristaltikstörungen des Magens wie z. B. die Substanz **Metoclopramid** (MCP), ein Dopamin-Antagonist. Metoclopramid (z. B. Paspertin) bessert Bewegungsstörungen im oberen Magen-Darm-Trakt (Motilitätsstörungen) und lindert Übelkeit und Erbrechen. Es beeinflusst zusätzlich auch Serotonin-Rezeptoren und wirkt antagonistisch auf 5-HT_3-, aber agonistisch auf 5-HT_4-Rezeptoren, die Einfluss auf die Peristaltik des Magen-Darm-Trakts ausüben und die intestinale Sekretion von Wasser und Elektrolyten fördern. Eine relevante Nebenwirkung ist die Erhöhung des Prolaktin-Spiegels, die verminderte Libido, Menstruationsstörungen und Impotenz zur Folge haben kann.

- Änderung des Lebensstils (z. B. Vermeidung von Stress)
- bei Unverträglichkeit bestimmter Medikamente bzw. von Schmerzmitteln Umstellung auf andere Präparate oder ergänzende Therapien, um eben auf diese nach Möglichkeit verzichten zu können
- gezielte psychotherapeutische Ansätze
- Akupunktur
- physikalische Ansätze, z. B. Wärme (in Form einer Wärmflasche) oder die transkutane elektrische Nervenstimulation (TENS)

5.5.2 Ganzheitliche Therapie des chronischen Reizmagens

Sander (1953–1999) ging davon aus, dass die chronische Gastritis die Folge eines entgleisten Säure-Basen-Haushalts ist und es dabei erst zu einer Aktivierung und später zur einer Herunterregulierung bzw. **Insuffizienz der Belegzellen** kommt. Dasselbe findet auch durch eine dauerhafte Medikation mit H_2-Blockern oder Omeprazol statt. Deshalb ist es therapeutisch wichtig, diese Belegzell-Insuffizienz durch die Gabe von **Amara-Drogen** (z. B. Abdomilon Lsg., 3 × tgl. 1 EL) anzuregen. Infolgedessen ist diese Anwendung auch bei chronischem Reizmagen indiziert. Neben Bitterstoffdrogen enthält das Abdomilon auch Melissenextrakt, weshalb es gerade bei Reizmagen- wie auch Reizdarmproblemen angezeigt ist.

Wichtig ist dabei auch die **parallele Gabe des entsprechenden Basenmittels,** d. h. in diesem speziellen Fall eines natriumhaltigen Basenmittels, da es um den Ersatz den Natriumhydrogenkarbonats aus den Belegzellen geht, z. B. Basica vital Pulver oder tatsächlich auch Bullrich-Salz oder Ähnliches, 1 × tgl. 1 EL.

Damit das Basenmittel optimal in den Kochsalz-Kreislauf nach Sander regulativ eingreifen kann, ist es außerdem wichtig, 3 **Schüssler-Salze** mit in die parallele Therapie einzubauen: Nr. 8, Nr. 9 und die Nr. 23, je in D6 je 3 × tgl. 2 Tabl. Um das häufig gleichzeitig belastete Nervensystem zu stabilisieren, hat sich z. B. der parallele Einsatz von Calmvalera Tropfen (4 × tgl. 40 Tr.) bewährt.

Die Therapie wird so lange durchgeführt, bis die Symptome verschwunden bzw. deutlich gelindert sind.

Patienten, die Säurehemmer wie Omeprazol oder Cimetidin einnehmen, sollten diese, wenn sie erst kurzfristig eingenommen werden, sofort wieder absetzen. Nach längerfristiger Einnahme von Säurehemmern, müssen diese erst langsam ausgeschlichen werden.

Während der ersten beiden Tage kann es durch das Absetzen von Omeprazol zu verstärktem Sodbrennen kommen. Dies ist eine völlig normale Folgereaktion der nun beginnenden naturheilkundlichen Therapie. Sollte dies für den Patienten eine starke Einschränkung seiner Lebensqualität bedeuten, können zusätzlich das Basenmittel oder die Schüssler-Salze zur Linderung des Sodbrennens eingesetzt werden.

Bei parallel bestehendem Helicobacter-pylori-Befall werden naturheilkundlich Wismutverbindungen eingesetzt, z. B. Gastritis-Hevert Tabletten.

Ganzheitlicher Therapievorschlag bei chronischem Reizmagen

Basistherapie

Kombination aus:

- Basica Vital Pulver (Protina)
  Dosierung: 1 × tgl 1 EL vor den Mahlzeiten
  und
- Abdomilon N Liquidum (Cesra)
  Dosierung: 3 × tgl. 1 EL
  und

- Biochemie Pflüger Nr. 8 Natrium chloratum D6 (Pflüger)
  Dosierung: 3× tgl. 2 Tabl.
  und
- Biochemie Pflüger Nr. 9 Natrium phosphoricum D6 (Pflüger)
  Dosierung: 3× tgl. 2 Tabl.
  und
- Biochemie Pflüger Nr. 23 Natrium bicarbonicum D6 (Pflüger)
  Dosierung: 3× tgl. 1 Tabl.
  und
- Calmvalera Tr. (Hevert)
  Dosierung: 4× tgl. 40 Tr.

Paralleltherapie

Kombination aus:

- Magen-Darm-Amp. M Röwopan 2 ml (Asconex)
- Obatri-Injektopas SL Amp. 2 ml i.m. (Pascoe)
- Cefalymphat H Amp 1 ml (Cefak)
- Psychoneuroticum N Amp. 2 ml (Asconex)

Dosierung insgesamt: 1× Woche, entweder als Mischinjektion s.c./i.c. verabreichen (auch durchaus Vogler-Punkte) oder Ampullen trinken lassen.
Und eine Kombination aus:

- gastri-loges N Amp. 2 ml (Dr. Loges)
- toxi-loges Amp. 2 ml (Dr. Loges)
- Vitamin B_{12} forte Hevert Amp. 2 ml (Hevert)
- dysto-loges N Amp. 2 ml (Dr. Loges)
- Cuparcen HM Inj. Amp. 2 ml (Pflüger)

Dosierung insgesamt: 1× Woche, entweder als Mischinjektion i.m. verabreichen oder Ampullen trinken.

Bei Helicobacter-pylori-Nachweis

- Gastritis-Hevert Tabl. (Hevert)
  Dosierung: 3× tgl. 2 Tabl.

Eventuell zusätzliche antimykotische Therapie (Stuhllabor) sowie Pankreas- und Leberunterstützung.

Akupunktur oder Injektions-Akupunktur (Homöosiniatrie)

Bei chronischem Reizmagen in folgende Akupunkturpunkte injizieren (Mischinjektion s.o.): B21, KG7 + 12, M36, MP4, Le3, KS6 und bei Hypo- bzw. Anazidität: M41 + 42

5.6 Selbsthilfe beim Reizmagen

- Verzicht auf Alkohol, Nikotin, Kaffee und scharfe Gewürze.
- Das Erlernen von Entspannungsübungen führt in der Regel zu einer deutlichen Linderung der Beschwerden.
- Für regelmäßige Ruhepausen sowie ausreichend Schlaf und Entspannung sorgen.
- Regelmäßig Sport treiben; körperliche Aktivität kurbelt neben Herz und Kreislauf auch die Verdauungsfunktionen an.
- Langsam kauen und kleinere Mahlzeiten zu sich nehmen.
- Leichte Speisen zu sich nehmen, die gut bekömmlich sind und das Verdauungssystem nicht zu sehr belasten.
- Bei Bauchschmerzen tut Wärme gut, z. B. heiße Leibauflagen mit Wärmflasche, Moor- oder Heusack.
- Auf eine ausreichende Flüssigkeitszufuhr von mindestens 2 Liter pro Tag achten.
- 2-mal wöchentlich ansteigende Sitz-, Fuß- oder Bürstenbäder mit kaltem Leibwickel.
- Wie beim Reizdarm (▸ **Kap. 4**) kann das Führen eines Beschwerdetage-

buchs helfen, die Auslöser für die Symptome des Reizmagens genauer zu identifizieren und somit im Folgenden besser zu meiden.

- Entspannungstechniken wie z. B. bestimmte Atemtechniken, Autogenes Training, progressive Muskelentspannung oder Strategien zur Stressbewältigung können ebenfalls sehr hilfreich sein.
- Sind psychische Probleme ursächlich für die Auslösung des Reizmagens, sollte eine Psychotherapie überlegt werden.

6 Reizblase

Eine Reizblase wird auch als „überaktive Blase“ bezeichnet und ist eine rein psychogen bedingte Funktionsstörung ohne organische Ursachen.

Von dieser Form der Blasenspeicherstörung sind Frauen häufiger als Männer betroffen. Als Auslöser der Beschwerden werden häufig psychische Belastungssituationen beschrieben. Der Satz: „Frauen weinen mit der Blase“ umschreibt die Tatsache, dass sich psychische Belastungen gerade auf den „Schwachpunkt“ Blase bei Frauen besonders auswirken können.

Das charakteristische Beschwerdebild umfasst in erster Linie häufigen Harndrang mit häufigem Wasserlassen (Pollakisurie) sowie gelegentlich unwillkürlichem Harnverlust (Drang-Inkontinenz). Nicht selten sind die beim Wasserlassen abgegebenen Urinmengen äußerst gering. Gelegentlich kann es auch zu Brennen beim Wasserlassen kommen.

6.1 Pathophysiologie und Ursachen

Die Reizblase ist weder zwingend eine Alterserscheinung noch generell eine Folge von Geburten. Vielmehr sind Auslöser der Beschwerden einer überaktiven Blase oft Nervosität oder seelische Belastungen. Die Blasennerven reagieren sehr empfindlich auf psychische Probleme. Massive psychische Belastungssituationen wie Angst können dabei auch zu unbeabsichtigtem Wasserlassen führen.

Viele Patienten schweigen aus Schamgefühl lange bezüglich ihrer Probleme. Mitunter sind die Beschwerden so stark, dass die Lebensqualität stark eingeschränkt ist, da die Betroffenen sich kaum noch trauen, das Haus zu verlassen.

Funktionsstörungen im Bereich der Harnblase entstehen meist durch das unkoordinierte Zusammenwirken der Blasenmuskulatur, der beiden Schließmuskeln und der Beckenbodenmuskulatur. **Stress** und **emotionale Belastungs-**

situationen wie Angst, Ärger und Wut führen schon bei einer Blasenfüllung von weniger als 300 ml zum Harndrang und lösen das Signal für die willkürliche Entleerung aus.

Neben einer unkoordinierten Funktion der Muskulatur kann eine weitere Ursache der Reizblasensymptomatik eine emotional bedingte Anspannung des externen Blasenschließmuskels sein. Oft besteht eine Verspannung im gesamten Beckenbereich, vor allem jedoch im Beckenbodenbereich.

Die Betroffenen nehmen die Reizblasensymptomatik in der Regel nur im Wachzustand wahr, während der Schlaf ungestört ist, was allein schon auf den psychosomatischen Charakter hinweist. Die Symptomatik tritt nicht selten in Situationen auf, in denen keine Toilette erreichbar ist.

Die Reizblase kann u. U. auch Folge einer schweren vorangegangenen Erkrankung (z. B. schwere Blasenentzündung) sein.

6.2 Sonderformen

6.2.1 Psychogene Harnverhaltung

Die psychogene Harnverhaltung (Paruresis; „schüchterne Blase") ist definiert als erschwertes Wasserlassen in Überforderungs- oder Beobachtungssituationen. Schätzungsweise ca. 7 % der Bevölkerung leiden unter dieser Störung, das Verhältnis Männer zu Frauen beträgt etwa 9 : 1.

Diese nicht organisch bedingte Störung tritt vor allem bei Frauen auf, die sexuell traumatische Erfahrungen gemacht haben. Stress kann die Ringmuskeln in der Blasenregion zusammenziehen und die Harnröhre verschließen.

Bei vielen Männern äußert sich die Harnverhaltung, indem sie nicht Wasserlassen können, wenn sie sich beim Pissoir beobachtet fühlen, oder dass der Harnstrahl stockt, wenn plötzlich jemand in den Raum kommt. Diese Symptomatik wird oft als Ausdruck einer **sozialen Phobie** gesehen.

6.2.2 Psychogene Harnflut (Polyurie)

Die psychogene Harnflut kann durch Stress- oder Erregungssituationen ausgelöst werden, in denen dann trotz normaler Trinkmenge innerhalb von 2 bis 4 Stunden große Mengen (bis zu 3 Liter) Urin ausgeschieden werden, sodass ein häufiger Toilettenbesuch notwendig ist. Im Gegensatz zu den Beschwerden der Reizblase, stören die Symptome der Harnflut auch den Nachtschlaf ganz erheblich.

6.3 Differenzialdiagnose und diagnostische Maßnahmen

Die psychogene Reizblase ist wie viele andere funktionelle Störungen eine Ausschlussdiagnose. Neben psychischen Faktoren können u. a. folgende **Ursachen** infrage kommen, die ähnliche Beschwerden verursachen können und diagnostisch abgeklärt werden sollten:

- Östrogenmangel
- Infektionen
- Koordinationsstörungen der Beckenboden- und Blasenmuskulatur
- Tumore der Blase oder im kleinen Becken
- neurologische Erkrankungen (z. B. Multiple Sklerose, Parkinson-Krankheit)

- Blasensteine und/oder eine Verengung des Blasenausgangs
- Medikamentennebenwirkungen
- Bestrahlung

Bevor von der Diagnose „psychogene Reizblase“ ausgegangen werden kann, sollten die folgenden **diagnostischen Maßnahmen** durchgeführt werden:

- körperliche Untersuchung einschließlich Untersuchung der äußeren Geschlechtsorgane sowie bei Frauen der Scheide
- Urinuntersuchung auf vorhandene Keime (Infekt), evtl. Abstrich von der Harnröhre
- Hormonstatus bei Frauen
- Ultraschalluntersuchung, evtl. Röntgen
- Messung des Blasendrucks (Zystomanometrie)

Lassen sich keine organischen Ursachen für die Beschwerden finden, kann das Führen eines sog. **Miktionstagebuchs** durch den Patienten weiteren Aufschluss geben. Einen Vordruck stellt die Deutsche Kontinenz-Gesellschaft e.V. unter www.kontinenz-gesellschaft.de/fileadmin/pdf/miktionsprotokoll_neu.pdf zur Verfügung (Stand Februar 2012).

6.4 Therapie

6.4.1 Allgemeine Therapiemaßnahmen

- **Medikamentöse Therapie:** Schulmedizinisch kommen zur Behandlung der Reizblase am häufigsten entkrampfende Medikamente zum Einsatz, vor allem die sog. anticholinerg wirkenden Substanzen sowie Spasmolytika. Anticholinergika wirken auf Nervensystem und Blasenmuskulatur, während die Spasmolytika nur die Blasenmuskulatur beeinflussen.
- **Toilettentraining:** Da der Reizblase häufig eine Verhaltensstörung zugrunde liegt, kann es hilfreich sein, die Blase gezielt zu trainieren. Sobald der erste Drang verspürt wird, soll versucht werden, den Toilettengang hinauszuzögern. Parallel sollten die Toilettengänge und auch die Trinkmenge täglich protokolliert werden (Toiletten- und Trinkprotokoll). Es können auch bestimmte Entleerungszeiten festgelegt werden, zu denen der Betroffene jeweils die Toilette aufsucht, um darüber seine Blase an gewisse Zeiten zu gewöhnen bzw. Entleerungszeiten zu trainieren.
- **Beckenbodentraining:** Ein passives Beckenbodentraining kann durch eine Elektrostimulation erfolgen. Sie bewirkt durch schwache Stromimpulse, dass alle Muskeln des Beckenbodens trainiert und in ihrer Funktion unterstützt werden. Zum aktiven Beckenbodentraining gibt es zahlreiche Angebote bei Volkshochschulen oder in Fitness-Studios. Pilates ist eine Trainingstechnik, die ebenfalls besonders die Beckenbodenmuskulatur stärkt.
- **Biofeedback-Training:** Biofeedback ist ein Verfahren der Verhaltenstherapie. Bestimmte Übungen sollen Betroffenen dabei helfen, körperliche Anspannungszustände wahrzunehmen. Durch technische Hilfsmittel (wie z. B. EEG, Computereinsatz, EKG-Signale oder Farbzuordnungen) werden normalerweise unbewusst ablaufende Körpersignale zurückgemeldet. Auf diese Weise kann der Betroffene lernen, die entsprechenden Körperfunktionen bewusst wahrzunehmen und entsprechend zu beeinflussen.

- **Entspannungsübungen:** Autogenes Training, Progressive Muslelentspannung nach Jacobson, Yoga, Atemtechniken, aber auch die Biofeedback-Therapie können den Druck auf die Blase mildern, weil dadurch die körperliche Grundspannung besser wahrgenommen und reduziert wird.
- **Psychotherapie:** Werden die Beschwerden der Reizblase vor allem durch bestimmte emotional belastende Situationen wie Stress oder Angst ausgelöst, kann eine Psychotherapie hilfreich sein. Die Patienten lernen, mit belastenden Situationen besser umzugehen und machen die Erfahrung, dass sie ihrem Körper nicht hilflos ausgeliefert sind. Der Leidensdruck kann in einen Teufelskreis münden, in dem schon die Angst vor dem Auftreten der Beschwerden die Beschwerden auslöst, was mithilfe der Psychotherapie sinnvoll entkoppelt werden kann.

6.4.2 Ganzheitliche Therapie der chronischen psychogenen Reizblase

Basistherapie

- Calmvalera Tr. 100.0 (Hevert)
  Dosierung: 4× tgl. 40 Tr.
  und
- Ursinol Tr. 100.0 (Steierl)
  Dosierung: 3× tgl. 30 Tr.
  und
- Granufink femina Kps. N2 (GSK OTC)
  Dosierung: 3× tgl. 2 Kps.

Paralleltherapie

Kombination aus:

- Ze-1 Amp. 2 ml (Asconex)
- Obatri-Injektopas SL Amp. 2 ml i.m. (Pascoe)
- Cefalymphat H Amp 1 ml (Cefak)
- Psychoneuroticum N Amp. 2 ml (Asconex)
- Herniol Injekt Amp. 2 ml (Steierl)
- Spascupreel Amp. 1,1 ml (Heel)

Dosierung insgesamt: 1× Woche, entweder als Mischinjektion s.c./i.c. im Blasenbereich verabreichen oder Ampullen trinken lassen.

7 Funktionelle (psychogene) Atemwegserkrankungen

Atmen ist die Grundlage allen menschlichen Lebens. Schon in der Bibel wird der Atem als „Lebenshauch" bezeichnet. In vielen alten Sprachen wird für „Atem" und „Seele" oder „Geist" derselbe Begriff verwendet und nach indischen Vorstellungen wird die Lebensenergie Prana über den Atem aufgenommen.

Ohne Nahrung kann der Mensch ca. 40 Tage, ohne Flüssigkeit ca. 5 Tage, ohne Sauerstoff jedoch lediglich wenige Minuten überleben. Fehlende Sauerstoffzufuhr hat bereits nach einigen Sekunden Schwindel und zunehmende Bewusstseinstrübung, nach 10 Sekunden Bewusstlosigkeit und nach 4 Minuten bleibende Hirnschäden zur Folge.

Der Mensch macht im Durchschnitt etwa 15 Atemzüge pro Minute (Männer 12–14, Frauen 14–15 Atemzüge), das sind ca. 22 000 Atemzüge pro Tag, unter Belastung bis zu 30 Atemzüge. Pro Minute benötigt er zwischen 6 und 9 Liter Luft, bei intensiven körperlichen Anstrengungen weitaus mehr.

Atmen ist ein unbewusster Vorgang, erst wenn Probleme eingetreten sind, machen wir uns bewusst, wie wichtig Atmen ist. Die Bedeutung der Atmung für den Menschen spiegelt sich auch in zahlreichen Redewendungen wider: Je nach Temperament sind wir kurz- oder langatmig oder atemlos. Manchmal halten wir vor Schreck den Atem an, verschlägt es uns den Atem, steht unser Atem still oder er stockt uns. Öfter bleibt uns die Luft weg, sind wir atemlos vor Aufregung. Wir schnauben vor Wut, lassen Dampf ab, machen unserem Ärger Luft oder haben letztendlich den längeren Atem. Mitunter ersticken wir fast an unseren Sorgen, aber wir kämpfen bis zum letzten Atemzug.

Atemstörungen, die keine organische Ursache haben, werden als **somatoforme autonome Funktionsstörung** des respiratorischen Systems bezeichnet. Sie umfassen alle funktionellen Beeinträchtigungen der Atemregulation wie z. B. funktionelle (psychogene) Hyperventilation, psychogenes Asthma, chronischer psychogener Husten. Auch wenn keine organische Ursache vorliegt, können die funktionellen Atemwegserkrankungen wie keine andere funktionelle Erkrankung den Eindruck einer unmittelbar lebensbedrohlichen Situation annehmen.

7.1

Physiologie der Atmung

Die Luft gelangt über Mund und Nase in die Luftröhre und von dort in die Hauptbronchien, die sich in der Lunge verzweigen. Die Bronchien verzweigen sich weiter zu den Hauptbronchien, dann zu den Lappenbronchien, den Segmentbronchien bis zu den Bronchiolen. Die Bronchiolen gehen in die Lungenbläschen (Alveolen) über, die sich um die Bronchiolenendung anordnen. Der Mensch hat ca. 300 Millionen solcher Lungenbläschen, die wiederum von einem feinen Blutgefäßnetz umgeben sind.

In den Lungenbläschen findet der wichtige **Gasaustausch** statt, d.h., Sauerstoff geht durch die Wände der Lungenbläschen in das Blut über und Kohlendioxid (CO_2) wird vom Blut abgegeben, über die Alveolenwände aufgenommen und wieder ausgeatmet.

Die Bronchien sind innen mit Schleimhaut und Flimmerhärchen ausgekleidet, um die eingeatmete Luft anzufeuchten und Bestandteile der Luft, die nicht in die Lunge gelangen sollen, wie z.B. Staub, Pollen oder Bakterien, wieder hinauszubefördern.

Die Atmung wird zentral im **Atemzentrum** des Gehirns gesteuert. Über chemische Fühler, sog. Chemorezeptoren in den großen Blutgefäßen werden ständig die Sauerstoff- und Kohlendioxidmengen im Blut gemessen und an das Atemzentrum gemeldet. Bei Abweichungen von der Norm wird die Atmung entsprechend reguliert.

Vegetativ wird die Atmung über das sympathische und das parasympathische Nervensystem reguliert. Stress und körperliche Belastung führen zu einer durch den **Sympathikus** vermittelten Erweiterung der Luftröhre und Erschlaffung der Bronchialmuskulatur, was eine erhöhte Dehnbarkeit der Bronchien und eine vertiefte Einatmung zur Folge hat. Der bei Ruhe und Entspannung wirksame **Parasympathikus** bewirkt eine Verengung der Luftröhre und damit ein Zusammenziehen der Bronchialmuskulatur.

Die Atmung dient vor allem dem **Gasaustausch** und damit der **Energiegewinnung** und dem Stattfinden von Stoffwechselprozessen: Durch die Atmung wird Sauerstoff über die Lunge in das Blut transportiert. Das Blut wiederum bringt den Sauerstoff, befördert durch die Pumpfunktion des Herzens, über seine Gefäße zu den Organen und in die Zellen.

Um zu funktionieren benötigt der menschliche Organismus Energie. Diese kann er nur durch „Verbrennung" erhalten. Da ohne Sauerstoff keine Verbrennung stattfindet und Verbrennung wiederum Kohlendioxid (CO_2) entstehen lässt, ist die Atmung das perfekte System, um einerseits immer neuen Nachschub an Sauerstoff (also Energie) zu besorgen und gleichzeitig das entstehende Kohlendioxid abzutransportieren.

Atmung und Herzfrequenz stehen in unmittelbarem Zusammenhang: Eine schnelle Atmung beschleunigt den Herzschlag, da der vermehrt eingeatmete Sauerstoff zu den Organen weiterbefördert werden muss, während die langsame Atmung auch den Herzschlag verlangsamt. Je flacher die Atmung, desto schneller ist sie und umso höher ist in der Regel auch die Herzfrequenz.

Atmung und körperliche sowie psychische Befindlichkeit hängen eng zusammen. Einatmen bedeutet Anspannung, Ausatmen bewirkt Entspannung.

Rasche Atmung bewirkt einen höheren Puls, langsame Atmung führt zu innerer Ruhe und Entspannung. Physiologisch ist es unmöglich, ruhig und entspannt zu atmen und gleichzeitig aufgeregt zu sein.

Darüber hinaus ist die Atmung – neben Stimmbandfunktion und Resonanz – unerlässlich für die **Sprache,** denn die Stimme wird durch die Atemluft gebildet. Sprechen ist somit tönendes Ausatmen. Lautäußerungen wie Stöhnen, Schluchzen, Keuchen oder Seufzen sind weitere ausdrucksvolle Varianten der Atmung. Neben der eigentlichen Lautäußerung kann durch die Atmung auch die Sprech- bzw. Gesangsqualität beeinflusst werden.

Wird vor dem Einatmen zu wenig ausgeatmet, wie dies oft bei Stress, Erregung, Wut und Angst der Fall ist, werden Kohlendioxid und Schlacken nicht ausreichend beseitigt und gelangen verstärkt ins Blut. Dies bewirkt eine vorübergehende Vergiftung, die sich in Unruhe, Müdigkeit oder Erschöpfung äußern kann. Eine ständige Sauerstoffunterversorgung des Körpers dagegen führt langfristig zu Verspannungen, Kopfschmerzen, Kreislaufproblemen, rascher Ermüdung und Konzentrationsschwäche.

Bei Patienten mit psychischen Störungen, vor allem bei Depressionen sowie bei Angststörungen, sind Störungen der Atmung nicht selten. Depressive Patienten klagen oft über Symptome wie Brustkorbenge (bis in den Hals reichend), Atemnot, Druck auf der Brust, Lufthunger, flache oder unregelmäßige Atmung, schweres Atmen und Hustenreiz. Angst- und Panik-Patienten leiden oft unter Beklemmungs- und Druckgefühlen im Brustbereich sowie unter beschleunigter Atmung bis hin zur Hyperventilation, die gelegentlich auch den Beginn einer Panikstörung markieren kann.

7.2 Funktionelle (psychogene) Hyperventilation

Die Hyperventilation gehört zu den wichtigsten funktionellen Atemstörungen. Betroffen sind vor allem jüngere Erwachsene in der 2. und 3. Dekade, Frauen etwas häufiger als Männer.

7.2.1 Physiologie und Ursachen

Definiert wird die Hyperventilation als eine emotional bedingte, über das physiologische Bedürfnis hinausgehende Beschleunigung und Vertiefung der Atmung, also eine Störung der Atemregulation.

Folge der Hyperventilation ist ein Anstieg des Sauerstoffgehalts und ein starker Abfall des Kohlendioxidgehalts im Blut. Durch die Verringerung des Kohlendioxidgehalts steigt der pH-Wert im Blut **(respiratorische Alkalose)**. Gleichzeitig sinkt die Konzentration von freiem Kalzium im Blut **(Hypokalzämie)**, das für die Geschmeidigkeit der Muskeln erforderlich ist. Die Folgen dieser Vorgänge sind eine Übererregbarkeit von Muskulatur und Nervensystem sowie eine Sauerstoffunterversorgung von Extremitäten und Gehirn, woraus sich letztlich die zahlreichen Symptome ergeben.

Die Hyperventilation ist ein Teufelskreis: Sie nimmt ihren Ausgang mit einer – durch meist plötzlich auftretende, psychische Belastungen (Angst, Stress, Panik) ausgelösten – verstärkten Einatmung durch den Mund. Dabei bleibt ein Großteil des eingeatmeten Sauerstoffs in den Bronchien und wird nicht zu den Lungenbläschen in den Randbezirken der Lunge transportiert. In der Folge erleidet der Betroffene das Gefühl einer Atembeklemmung mit einer unangenehmen Anspannung des Brustkorbs. Die dadurch ausgelöste Angst vor dem Ersticken führt zu einer noch stärkeren Einatmung über den Mund, die letztlich die als bedrohlich erlebten Symptome der Hyperventilation auslösen.

Ein Durchbrechen dieses Teufelskreises durch Normalisierung der Atmung oder körperliche Bewegung ist den Betroffenen nicht möglich. Bei körperlicher Aktivität würde in dieser Situation der übermäßig eingeatmete Sauerstoff in Kohlendioxid umgewandelt und das Sauerstoff-Kohlendioxid-Verhältnis im Blut wieder normalisiert, was zum Verschwinden der Symptome führen würde. Auch das Einsetzen normaler Atmung beseitigt rasch alle Symptome, sodass keine medizinische Intervention (Kalziumspritze, Beruhigungsspritze, in eine Papiertüte atmen) erforderlich ist.

Ein Hyperventilationssyndrom findet man häufig bei emotional labilen Personen, aber auch bei an sich gesunden Menschen, die sich in Situationen großer emotionaler Erregung wie z. B. Angst, Panik, starker Stress wiederfinden.

Organische Ursachen können z. B. Hirnentzündungen oder -tumore, Schlaganfall, Infektionskrankheiten, Vergiftungen oder Elektrolytstörungen sein und müssen ausgeschlossen werden, bevor von einer psychogen bedingten Hyperventilation ausgegangen werden kann.

7.2.2 Symptome

Aufgrund der physiologischen Ursachen kommen zahlreiche Symptome beim Hyperventilationssyndrom zum Tragen, u. a.:

- Druck und Engegefühl im Brustkorb, Druck in Kopf und Oberbauch
- Luftnot (Dyspnoe, „Lufthunger"): das Gefühl nicht richtig durchatmen zu können, verbunden mit dem Zwang, ein paar Mal tief durchatmen zu müssen
- Herzklopfen, -rasen oder -schmerzen
- Gefühllosigkeit, Kribbeln und Zittern an Händen (besonders in den Fingerspitzen), Füßen und Beinen, Kribbeln um die Mundregion, taube Lippen
- kalte Hände und Füße
- Globusgefühl (Zuschnüren der Kehle)
- „Pfötchenstellung" Verkrampfen der Hände (Hyperventilationstetanie)
- Brust-, Muskelschmerzen
- Bauchschmerzen (durch das Luftschlucken), Übelkeit
- Sehstörungen
- Gefühl „wie auf Wolken zu gehen"
- Angst, ohnmächtig zu werden oder zu ersticken

Je länger die Hyperventilation dauert, umso stärker ausgeprägt sind die Symptome. Eine Angst vor Ohnmacht ist jedoch in der Regel völlig unbegründet.

7.2.3 Therapeutische Strategien

Der **akute** Anfall einer Hyperventilation muss durchbrochen werden, um den Teufelskreis zu beenden. Besonders wichtig ist die Beruhigung des Betroffenen, das Vorgeben eines ruhigen Atemrhythmus (Einatmen durch den Mund, Ausatmen durch die Nase mit verlängerter Ausatemzeit). Das Atmen in eine Papiertüte kann hilfreich sein, da dadurch der Kohlendioxidgehalt wieder angehoben und die respiratorische Alkalose beendet wird. Eine Kalziumspritze, die die Hypokalzämie rückgängig macht, oder eine Beruhigungsspritze kann ebenfalls sinnvoll sein, ist jedoch selten notwendig.

Ist eine psychogene Hyperventilation schon **chronisch,** kann eine Psychotherapie helfen, die zugrunde liegenden Gefühle wahrzunehmen und zu lernen, sie zu verarbeiten. Die häufig bei der chronischen Hyperventilation vorhandene Angst vor einem erneuten Anfall kann so ebenfalls in den Griff bekommen werden.

Sinnvoll ist auch das Erlernen gezielter **Atemtechniken** wie z. B. der sog. Lippenbremse (langsames Ausatmen durch leicht geschlossene Lippen). Das Erlernen einer regelmäßigen Zwerchfellatmung („Bauchatmung") ist von besonderer Bedeutung, da die Betroffenen oft generell – und speziell in Situationen hoher emotionaler Erregung – zu einer betonten Brustatmung neigen. Atemübungen spielen auch bei vielen **Entspannungstechniken** eine große Rolle, insbesondere bei Yoga, aber auch dem Biofeedback-Training.

Bei Anzeichen eines nahenden Hyperventilationsanfalls (Anzeichen beschleudigter Atmung) können die Betroffenen diesem auch durch rasche Bewegungen entgegenwirken, die die physiologischen Abläufe der Hyperventilation erfolgreich unterbinden können. Dies benötigt jedoch viel Übung, da ja im Anfall die Symptome und das vorherrschende Panikgefühl körperliche Bewegung gerade verhindern.

7.3

Chronischer psychogener Husten

Der chronische psychogene Husten tritt anfallsweise auf, ohne dass krankhafte Veränderungen des Atmungstrakts vorliegen.

Die Symptomatik besteht in minuten- bis stundenlangen trockenen Hustenanfällen, die über Jahre vorhanden sein können. Die Hustenanfälle treten oft erstmals nach einer Bronchitis auf. Sie werden im Weiteren meist durch emotionale Anspannung oder psychische Konfliktsituationen ausgelöst, werden bei Zuwendung und Aufmerksamkeit heftiger und verschwinden im Schlaf völlig.

Es besteht kein Zusammenhang mit Räusperticks oder Hüsteln.

7.4

(Psychogenes) Asthma bronchiale

Asthma wird auch als Asthma bronchiale oder Bronchialasthma bezeichnet. Die Bezeichnung Asthma kommt aus dem Griechischen und bedeutet übersetzt „Atemnot".

In Deutschland sind ca. 5% der Erwachsenen und ca. 10% der Kinder von Asthma betroffen. Bei etwa der Hälfte der betroffenen Kinder klingt die Erkrankung gegen Ende der Pubertät ab.

Asthma geht einher mit einer erhöhten Empfindlichkeit der Schleimhäute und einer Verengung der Atemwege. Es wird zu den chronisch-obstruktiven Erkrankungen gezählt, zu denen auch die chronisch-obstruktive Bronchitis (COPD) und das obstruktive Lungenemphysem gehören, die gleichzeitig eine Spätfolge von Asthma bronchiale sein können.

Ein rein psychogen bedingtes Asthma gibt es nach neuesten Erkenntnissen nicht. Es besteht immer die organische Grundkrankheit Asthma bronchiale, deren Erscheinungsform durch psychische Belastungen und Konflikte verschärft werden kann.

7.4.1 Ursachen und Pathophysiologie

Die verschiedenen **Asthmaformen** werden anhand ihrer Ursache unterschieden:

- **Allergisches** (extrinsisches) Asthma: am häufigsten bei Kindern und Jugendlichen. Auslöser (Allergene) sind z. B. (Haus-)Staub, Pollen, Tierhaare, Insektengifte, Medikamente.
- **Nicht allergisches** (intrinsisches) Asthma: davon sind meist Erwachsene über 40 betroffen. Häufig tritt diese Asthmaform erstmalig nach einem überstandenen Infekt auf.
- **Gemischtes** Asthma: Bei dieser Form liegt eine Kombination aus allergischem und nichtallergischen Asthma vor. Das heißt, ein ursprünglich allergisches Asthma, dessen Auslöser bekannt ist, kann sich mit der Zeit zu einem nichtallergischen, also intrinsischem Asthma weiterentwickeln.

Ein **multikausales Krankheitsmodell** geht bei Asthma von einer bronchialen Überreaktion auf der Grundlage von Vererbung und unterstützenden Faktoren aus der Umwelt (Infektionen, Umweltbelastungen, Rauchen bzw. Passivrauchen) aus. Vor diesem Hintergrund bewirken bestimmte Auslöser den asthmatischen Anfall; es handelt sich dabei um 5 Gruppen von Faktoren:

- Allergene
- körperliche Aspekte (z. B. Infekte oder körperliche Belastungen)
- unspezifische Reize (z. B. Kälte oder Staub)
- psychische Faktoren (Ärger, Angst, Trauer, Erregung, Unsicherheit, Depression, Freude)
- soziale bzw. familiäre Bedingungen

Pathophysiologisch gibt es 3 Erklärungsansätze (► **Abb. 7.1**):

- Im Gegensatz zum gesunden Menschen reagieren beim Asthmakranken die Schleimhäute der Atemwege auf einen bestimmten auslösenden Reiz (z. B. einen Stoff, auf den der Betreffende allergisch ist) mit einer Abwehrreaktion, der **Entzündung.** Wie bei jeder Entzündung, rötet sich dann das entzündete Gewebe, es kommt zu einer verstärkten Durchblutung und einem Anschwellen der Schleimhäute. In der Folge wird zäher Schleim gebildet und die Muskulatur der Atemwege verkrampft sich, wodurch sich der Durchmesser der Bronchien verengt und die typischen unten genannten Symptome entstehen.
- Bei vielen Betroffenen besteht eine allgemeine Überempfindlichkeit der Atemwege **(bronchiale Hyperreaktivität),** die ein Anschwellen der Bronchialschleimhaut durch ein Ödem zur Folge hat.
- **Mangelhafte bronchiale Reinigung:** Die Atemwege sind verengt durch vermehrte oder gestörte Schleimsekretion, Schleimhautödeme und/ oder Bronchospasmen (Verkrampfung der Bronchialmuskulatur).

Außerdem werden folgende **psychische und psychosoziale Ursachen und Auslösefaktoren** diskutiert:

- **Eltern-Kind-Beziehung**: Asthmatiker können unter einem Zwiespalt („Ambivalenzkonflikt“) leiden, der im gleichzeitigen Suchen und angstvollen Vermeiden von Nähe besteht. Sie möchten von einer wichtigen Bezugsperson beschützt und versorgt werden und empfinden dieser gegenüber jedoch gleichzeitig Feindseligkeit und Aggression. Aufgrund einer nicht gelösten Mutterbindung – des angeblichen Kernkonflikts bei Asthmatikern – würde alles einen Asthmaanfall auslösen, was zu einer Lockerung der Beziehung bzw. gar zur Trennung von der Mutter führen würde. Eine Asthmatherapie könne

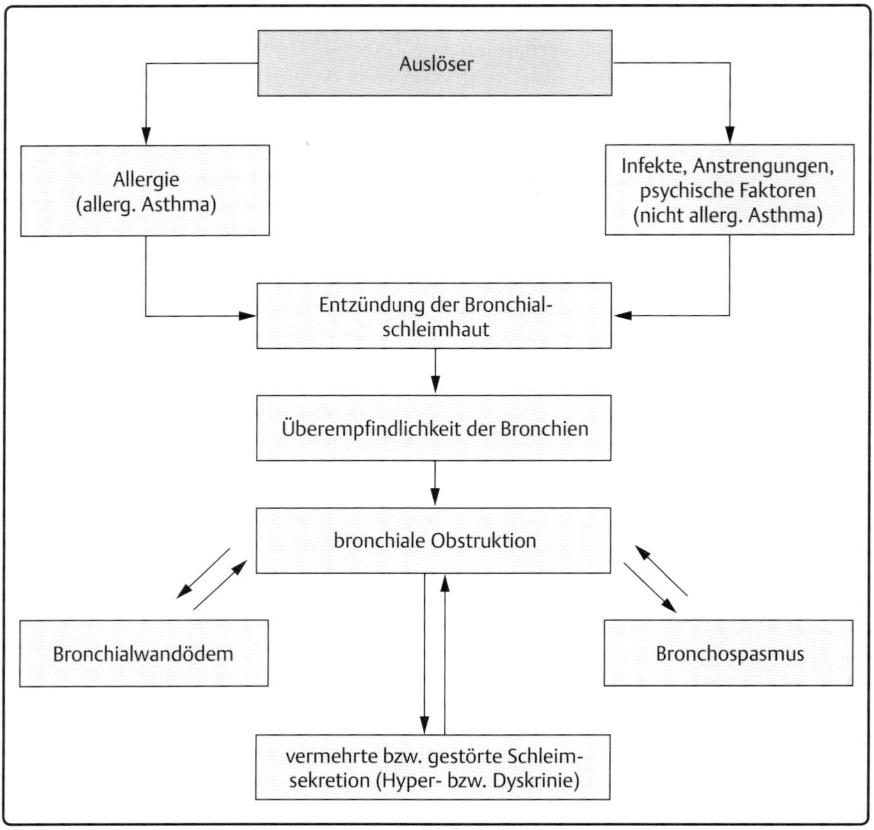

▶ **Abb. 7.1** Pathogenese und Pathophysiologie des Asthma bronchiale.

nur dann erfolgreich sein, wenn die verdrängten Gefühle und Konflikte bewusst gemacht und die Somatisierungstendenzen beseitigt würden.

- **Psychische Auslösefaktoren**: Defizite oder Störungen in der Wahrnehmung und im Ausdruck von Emotionen können einen Asthmaanfall begünstigen. Gefühle wie Angst, Ärger, Wut oder Gereiztheit können ihn sogar auslösen – als Folge der beschleunigten Atmung. Negative Emotionen führen zu einer Erhöhung des Atemwiderstands.
- **Stress**: psychosoziale Faktoren, familiäre und berufliche Probleme, psychische Störungen wie Depressionen, Angst- und Panikstörungen und unzureichendes Krankheitsmanagement können einen Asthmaanfall auslösen oder den Krankheitsverlauf verschlimmern.

7.4.2 Symptome

Das Hauptmerkmal von Asthma bronchiale ist die plötzliche **Atemnot** verbunden mit Engegefühl in der Brust und meist **Husten.** Besonders die Ausatmung ist erschwert, obwohl die Betroffenen subjektiv das Gefühl haben, keine Luft zu bekommen. Sie atmen weniger Luft aus als ein und erleben infolgedessen eine Überblähung der Lunge. Dabei treten die typischen keuchenden und pfeifenden Geräusche (sog. **Giemen**) auf, oft verbunden mit Lufthunger und Erstickungsgefühlen. Der verminderte Gasaustausch kann zur Schädigung der Lunge führen, da Lungenbläschen vernichtet und die verbleibenden oft übermäßig groß werden.

Die Asthmaanfälle setzen gewöhnlich binnen weniger Minuten ein und können Minuten bis Stunden (schwerer Asthmaanfall), gelegentlich auch Tage (lebensbedrohlicher **Status asthmaticus**) dauern. Meist löst sich die Verkrampfung der Bronchialmuskulatur nach einiger Zeit ganz spontan. Ist dies nicht der Fall, entsteht ein lebensbedrohlicher Zustand, denn eine langfristig bestehende Atemwegsverengung kann die Herzfunktion ernsthaft beeinträchtigen.

7.4.3 Diagnostik und Differenzialdiagnose

Obwohl die Schilderung der Symptome charakteristisch ist, sind eine genaue Diagnostik und Ursachenforschung bei Asthma unerlässlich. Zu den obligatorischen Untersuchungen zählen:

- körperliche Untersuchung: Beurteilung der Lungengeräusche
- Lungenfunktionstests wie Spirometrie, Ganzkörper-Plethysmografie
- Allergietests: Blutuntersuchung auf Immunglobulin E, Hauttests, inhalative Provokation
- Röntgen der Lunge zum Ausschluss anderer Erkrankungen

Differenzialdiagnostisch kommen auch u. a. Hyperventilation (► **Kap. 7.2**), eingeatmete Fremdkörper, Bronchitis, Keuchhusten, COPD und Herzinsuffizienz (Asthma cardiale) infrage.

7.4.4 Therapiemöglichkeiten des psychogenen Asthmas

Asthma ist eine Erkrankung, deren Behandlung viele Bereiche miteinbezieht. Neben der medikamentösen Behandlung spielen auch der Patient und sein Umgang mit seiner Erkrankung, aber psychotherapeutische und naturheilkundliche Ansätze eine Rolle.

Allgemeine Maßnahmen

- **Medikamentöse Therapie:** Je nach Schweregrad des Asthmas müssen die Betroffenen Langzeitmedikamente oder lediglich Bedarfsmedikamente (im akuten Anfall) einnehmen (Stufenschema der Nationalen Versorgungsleitline Asthma, AWMF, 2011). Die **Langzeitmedikamente** sollen präventiv schwerste Anfälle verhindern und die Lungenfunktion verbessern. Es werden in erster Linie entzündungshemmende Substanzen wie Kortison (inhalativ, systemisch) und Leukotrienantagonisten sowie bronchienerweiternde Substanzen wie z. B. Beta-2-Sympathomimetika und Theophyllin verordnet. Zur Bedarfsmedikation (Inhalation im Anfall) gehören u. a. Beta-2-Sympathomimetika und Ipratropiumbromid.
- **Verbesserung der Compliance:** Die konsequente Einhaltung der medizinischen Therapie durch möglichst hohe Motivation des Kranken garantiert die Behandlungseffizienz und verhindert schwere Komplikationen.
- **Verbessertes Krankheits- und Behandlungswissen, Patientenschulungen:** Das Wissen über Ursachen und Verlauf des Asthmas, über Medikamente und verschiedene Hilfsmittel ist wichtig, um den Betroffenen einen eigenverantwortlichen Umgang mit ihrer Erkrankung und trotzdem ein

möglichst normales Alltagsleben zu ermöglichen. Ein Großteil der asthmabedingten Krankenhauseinlieferungen sowie die meisten tödlichen Asthmaanfälle hätten bei richtigem Gebrauch der Medikamente und anderer Hilfen vermieden werden können. Derartige Schulungsprogramme kombinieren reine Informationen mit Verhaltenstraining. Dazu gehören u. a.:
  - Schulung in der Handhabung und regelmäßigen Anwendung eines Peak-Flow-Meters (Gerät zur Messung der Ausatemluft) zur Selbstdiagnostik der aktuellen Lungenfunktion
  - Schulungen für ein optimiertes Asthma-Management, Anfallsvorbeugung und Sekundärprävention (d. h. Vermeidung psychosozialer Folgeprobleme)
  - Informationen über emotionale Asthmaauslöser wie Ärger oder Angst.
- **Atem- und Entspannungstechniken:** Hilfreich sind Atemtechniken wie die Zwerchfellatmung (Bauchatmung, ► **Kap. 7.2.3**) und insbesondere die Lippenbremse (► **Kap. 7.2.3**); sie können u. U. einen Anfall verhindern, sind aber auch im Anfall hilfreich. Über Entspannungstechniken können auch belastende Emotionen wie Stress, Ärger oder Angst, die einen Anfall mit auslösen können, wirksam bewältigt werden. Empfehlenswert sind sie vor allem bei einer Neigung zur Hyperventilation, die einen Asthmaanfall begünstigen kann. Auch körperliches Training ist durchaus sinnvoll.
- **Psychotherapie:** Zwar nicht routinemäßig erforderlich, kann kann eine psychotherapeutische Begleitung den Behandlungserfolg u. U. steigern. Die Betroffenen fühlen sich oft hilflos, sind depressiv oder werden panisch – hier sollten neue Sichtweisen und Strategien entwickelt werden, um eine weitere Verschlimmerung der Krankheit zu verhindern. Bei einer nicht selten gleichzeitig vorliegenden Angst- und Panikstörung kann die Lebensqualität erheblich verbessert werden, wenn ein Angstbewältigungstraining angeboten wird. So kann verhindert werden, dass sich Atemnot und Hyperventilation gegenseitig aufschaukeln. Bei depressiven Asthmatikern ist eine psychotherapeutisch orientierte Depressionsbehandlung ratsam, bei chronisch Gestressten hilft ein Stressbewältigungs- oder Problemlösetraining. Psychologen und Psychotherapeuten können zusätzlich auch bei der Raucherentwöhnung, dem Atem- und Entspannungstraining, körperlicher Aktivierung, einer Änderung des Lebensstils und verschiedener Denkmuster, der Wahrnehmung und Bewältigung problemverschärfender Gefühle wie Wut oder Ärger, der Behandlung psychischer Begleitstörungen wie Ängsten und Depressionen hilfreich zur Seite stehen.

Ganzheitliche Therapie des psychogenen Asthmas

Akuttherapie

Kombination aus
- Soledum forte Kps. (M.C.M. Klosterfrau)
  Dosierung: 3 × tgl. 1 Kps.
  und
- Calmvalera Tr. (Hevert)
  Dosierung: 4 × tgl. 40 Tr.
  und
- Yerba Santa S Oligoplex Liq. (Madaus)
  Dosierung: 3 × tgl. 30 Tr.
  und

- Allerg-Jurat Tr. (Jura)
  Dosierung: 3 × tgl. 20 Tr.

Und eine Kombination aus:
- Crataegan Amp. 2 ml (Hanosan)
- Psychoneuroticum Amp. 2 ml (Asconex)
- Obatri-Injektopas SL Amp. 2 ml i.m. (Pascoe)
- Cefalymphat H Amp. 1 ml (Cefak)
- Infi-Drosera Amp. 1 ml (Infirmarius)
- Spascupreel Amp. 1,1 ml (Heel)

Dosierung insgesamt: 1 × Woche, entweder als Mischinjektion i.m. verabreichen oder Ampullen trinken.

Basistherapie (4–6 Wochen) bei Chronizität

- Entgiftung:
  - Mundipur spag. Peka N Saft (Pekana)
    Dosierung: 3 × tgl. 1 TL
- Ausleitung:
  Kombination aus:
  - Hechocur spag. Peka N Tr. (Pekana)
  - ITIRES spag. Peka N Tr. (Pekana)
  - RELIX spag. Peka Tr. aa 50.0 (Pekana)
    Dosierung: M.F.S. dent. tales dos. 3 × tgl. 30 Tr.
- Säure-Basen-Haushalt:
  Kombination aus:
  - Basosyx Kau-Tabl. (Syxyl)
    Dosierung: abends 2 Tabl.
    und
  - RMS Asconex Tr. (Asconex)
    Dosierung: 3 × tgl. 20 Tr.

Paralleltherapie

Kombination aus:
- Metabiarex S Amp. 2 ml (meta-fackler)
- Metasolidago S Amp. 2 ml (meta-fackler)
- Metahepat Amp. 2 ml (meta-fackler)
- Cefalymphat H Amp. 1 ml (Cefak)

Dosierung insgesamt: 1 × Woche, entweder als Mischinjektion i.m. verabreichen oder Ampullen trinken.

Folgetherapie

- Immuntherapie
- mikrobiologische Therapie (4–6 Wochen):
  Kombination aus:
  - Rephalysin C Drg. (Repha)
    Dosierung: 3 × tgl. 2 Drg. außerhalb der Mahlzeiten
    und
  - ProBio-Cult Kps. (Syxyl)
    Dosierung: 2 × tgl. 1 Kps. außerhalb der Mahlzeiten
- Steigerung der zellulären Abwehr (4–6 Wochen):
  - toxi-loges Tr. (Dr. Loges)
    Dosierung: 3 × tgl. 30 Tr.
    oder
  - Spenglersan Kolloid G Sprühflasche (Meckel Spenglersan)
    Dosierung: 3 × tgl. 10 Sprühstöße in die Ellenbeuge
- bei zusätzlichem krampfartigem Husten:
  - Monapax Tr. (M.C.M. Klosterfrau)
    Dosierung: 3 × tgl. 20–30 Tr.
    oder
  - Pulmosan Tr. (Steierl)
    Dosierung: 3 × tgl. 30 Tr.

Akupunktur oder Injektions-Akupunktur (Homöosiniatrie)

Bei psychogenem Asthma in folgende Akupunkturpunkte injizieren (Mischinjektion s.o.): KG 15, B 13 + 15, N 27, H 3 + 5 + 7, M 36, LG 20

8 Funktionelle Herz-Kreislauf-Beschwerden (Herzneurose)

Die Herzneurose, die wahlweise auch als Herzangst, Kardiophobie oder funktionelle Herz-Kreislauf-Störung bezeichnet wird, ist eine Angststörung. Die Betroffenen leiden unter Symptomen, die denen einer Herzerkrankung ähneln, ohne dass ein organischer pathologischer Befund festgestellt werden kann. Tatsächlich ist es die Angst vor einer Herzerkrankung, die die rein vegetativen – subjektiv massiv erlebten – Beschwerden auslöst und unterhält.

Es wird geschätzt, dass ca. 15 % der Patienten, die wegen Herzproblemen den Arzt aufsuchen, tatsächlich unter einer Herzneurose leiden.

8.1 Ursachen

Da funktionelle Herz-Kreislauf-Beschwerden keine organischen, sondern psychische Ursachen haben, werden ihre Symptome über das vegetative Nervensystem ausgelöst und unterhalten. Auslöser können sein:

- traumatische Situationen, die zum erstmaligen Auftreten der Beschwerden führen wie z. B. ein Unfall, (Herz-)Erkrankungen oder ein Todesfall in der Familie
- Stressfaktoren, das Gefühl der Überforderung; häufig vermeiden die Patienten aufgrund ihrer Beschwerden jegliche Belastung und nehmen eine Schonhaltung ein.
- Trennungs- und Verlustängste, sexuelle Störungen
- schwierige berufliche Situationen
- Aggressionen, Konflikte

Patienten, die tatsächlich eine organische Herzerkrankung durchgemacht haben, können ebenfalls unter einer Herzneurose leiden, was besonders ungünstig ist, da sich die Herzneurose und die Herzerkrankung gegenseitig verstärken können.

Psychopathologisch sind die Betroffenen oft extrem verunsicherte Menschen, nicht selten mit einer sehr dominanten und beschützenden Mutter. Ebenso können im Kindesalter traumatisch erlebte Trennungen oder Vernachlässigung durch die Eltern eine Rolle spielen.

Broken-Heart-Syndrom

In Abgrenzung zur Herzneurose liegt ein Broken-Heart-Syndrom (Stress-Kardiomyopathie) vor, wenn bei einem Patienten mit eindeutigen Symptomen eines Herzinfarkts bei der Untersuchung keine organischen Ursachen gefunden werden konnten.

Physiologisch kommt es zu einer kurzfristigen Kontraktion der Herzkranzgefäße, was einen Herzmuskelkrampf nach sich zieht, woraus **Symptome eines Herzinfarkts** resultieren. Diese sind jedoch rein nervlich bedingt bzw. durch eine momentane Stresssituation zustande gekommen.

8.2 Symptome und Diagnostik

Die Symptome der Herzneurose sind sehr vielfältig, zu den wichtigsten gehören:

- Herzklopfen, Herzrasen oder Herzstolpern, also Veränderungen der Herzschlagfolge (Palpitationen)
- Stiche, Schmerzen, Missempfindungen in der Brust – abzugrenzen gegen Beschwerden bei koronarer Herzkrankheit
- Luftnot (Dyspnoe), abzugrenzen gegen Herzinsuffizienz oder pulmonale Erkrankung
- Hypotonie bis Synkope (Schwindel, Ohnmachtsneigung bzw. kurz dauernde Bewusstlosigkeit)
- Hypertonie
- Leistungs- und Konzentrationsschwäche
- Hyperventilation (▸ **Kap. 7.2**)

Die auffälligsten Symptome sind ein Druck im Bereich der Herzgegend, der über Stunden oder Tage anhalten kann und in den linken Arm ausstrahlt, sowie stärkere, plötzlich auftretende Herzstiche von wenigen Sekunden Dauer. Im Gegensatz zur stabilen Angina pectoris ist der Brustschmerz auch in Ruhe vorhanden, also belastungsunabhängig, wird nach Anstrengungen eher weniger deutlich empfunden und nicht durch Kälte ausgelöst. Nicht selten äußert sich die Erkrankung auch durch Beschwerden beim Durchatmen (Nach-Luft-Ringen), oft begleitet von Schwindelgefühl, Müdigkeit und zwanghaftem Gähnen, Schlaflosigkeit, Extrasystolien und geringfügigen Temperaturerhöhungen. Schließlich gehören zur Symptomatik funktioneller Herzbeschwerden auch noch weitere Zeichen vegetativer Labilität wie Dermographismus, Schweißausbruch und hohe T-Wellen im EKG.

Im akuten Fall einer Herzneurose kann sich auch ein Hyperventilationssyndrom zu den Symptomen der Herzneurose hinzugesellen (▸ **Kap. 7.2**). Schlafstörungen sind bei Herzneurotikern ebenfalls nicht selten.

Eine gründliche **Diagnostik** ist auch bei vermuteter Herzneurose unerlässlich. Nicht nur können eine organische Herzerkrankung und eine Herzneurose parallel bestehen, sondern eine Herzneurose kann auch im weiteren Verlauf eine organische Herzerkrankung nach sich ziehen.

Zu den wichtigsten diagnostischen Maßnahmen gehören:

- körperliche Untersuchung mit Blutdruckmessung, Auskultation
- Elektrokardiogramm (EKG)
- Ultraschall (Echokardiografie)
- Blutuntersuchungen

8.2.1 Zusätzliche naturheilkundliche Diagnosemethoden

- **Alarm- und Zustimmungspunkte:**
  Bei funktionellen Herzbeschwerden können folgende Alarm- und Zustimmungspunkte empfindlich regieren:
  - KG 14: Alarmpunkt Herz
  - KG 17: oberer Alarmpunkt des 3E-Meridians
  - Bl 15: Zustimmungspunkt Herz-Meridian
- **Untersuchung der Wirbelsäule:**
  herzempfindlicher Druckpunkt: am Rücken über dem Ende des Querfortsatzes des 1. Brustwirbels
- **Störfelddiagnose:**
  Störfelder sind z. B.:
  - kranke Zähne
  - chronische Entzündungsherde
  - Narben
- **Irisdiagnose:**
  Beim nervösen Herzen liegt häufig eine Lakune im Herzsektor vor. Zusätzlich findet man häufig zirkuläre Krampfringe.
- **Segment- und Reflexzonen** können Aufschluss über den Funktionszustand innerer Organe geben. Ihre Untersuchung ermöglicht wichtige Aussagen hinsichtlich Lokalisation, Struktur und Aktualität einer Störung. Aktive Reflexzonen lassen sich häufig nur bei gestörtem Funktionszustand der zugehörigen inneren Organe auffinden, z. B. durch Messung des elektrischen Widerstandes. Dieses Phänomen kann auch zur Beurteilung des Therapieerfolges herangezogen werden (s. u.).

8.3 Therapie

8.3.1 Segmentale Therapien

Zu den ältesten gebräuchlichsten Therapieverfahren zählen solche, die auf einer Beeinflussung der Funktion innerer Organe durch Behandlung von Reaktionsstellen an Haut und Schleimhaut beruhen.

Die Bezeichnung „Segmenttherapie“ geht zurück auf den Arzt Max Kibler. Die Körpersegmente werden nach den Rückenmarksabschnitten bezeichnet, von denen sie nervlich versorgt werden. Das Segment an Körper und Extremitäten entspricht dem Ausbreitungsgebiet eines Spinalnervs in der Peripherie in Haut und Unterhautzellgewebe.

Die Segmentdiagnostik und -therapie basiert auf der Erkenntnis, dass alle Teile eines Segments, die von den gleichen Nerven versorgt werden, auf Vorgänge innerhalb des Segments reflektorisch als Einheit antworten. Unphysiologische Dauerreize, die von den Regulationsmechanismen nicht mehr abgefangen werden können, stören die Funktion so nachhaltig, dass Krankheiten entstehen können.

Jedes Gewebe steht mit anderen Geweben in Wechselwirkungsbeziehung. Keine Erkrankung ist bezüglich Ursache und Wirkung lokal abgrenzbar, betroffen ist immer das Gesamtindividuum. Jedes erkrankte oder in seiner Funktion gestörte Organ projiziert Missempfindungen in die ihm segmental zugeordneten Hautareale. Je stärker die Erkrankung weitere benachbarte Segmente erfasst, umso umfassender sind die Hautareale mit ihren Funktionen betroffen. Dies umfasst auch die gesamten physikalisch-chemischen Vorgänge wie den Mineral-, Flüssigkeits- und Säure-Basen-Haushalt, die dann pathologisch verändert sind. Es kommt zum Aufquellen des Gewebes durch Ansammlungen interstitiellen Wassers, wodurch das Gewebe weich und eindrückbar wird. Im weiteren Verlauf quellen die kollagenen Bindegewebsfibrillen auf und die Haut wird hart und unverschieblich.

Zur Identifikation der jeweils betroffenen Segmente ist eine exakte **Untersuchung** unerlässlich. Dazu gehören:

- Inspektion
- Palpation
- Sensibilitätsprüfung
- Messung des Hautwiderstandes und der Intensität des Dermographismus
- Hauttemperaturmessungen

Der Neurologe Sir Henry Head entdeckte 1889, dass bestimmte Hautareale (Dermatome) eine nervale Beziehung zu bestimmten inneren Organen aufweisen. Das heißt, Erkrankungen eines Organs führen zu Schmerzen im korrespondieren Hautareal (übertragener Schmerz). Eine **Head-Zone** kann sich dabei über mehrere Dermatome erstrecken.

Von großer Bedeutung ist auch das **sympathische Nervensystem,** das die rückenmarksbezogene Segmentgliederung um vertikale Projektionen ergänzt. Systematische Untersuchungen der einzelnen Reflexzonen ergeben regelmäßige Punkte maximaler Reaktion (sog. **Kulminationspunkte**), die hinsichtlich Diagnostik und Therapie anwendbar sind.

Übertragener Schmerz (kutiviszeraler Reflexbogen)

Die Reizung von Schmerzrezeptoren der Eingeweide wird oft nicht allein als Eingeweideschmerz, sondern auch als Schmerz an der Körperoberfläche empfunden. Eine solche Fehllokalisation wird als übertragener Schmerz bezeichnet. Die Übertragung erfolgt immer in den Abschnitt der Peripherie, der von demselben Rückenmarksegment wie das betroffene Organ versorgt wird (**Head-Zone, ▶ Abb. 8.1**).
Ein typisches Beispiel sind Herzschmerzen, die von der Brust in den linken Arm ausstrahlen. Die Zuordnung der Dermatome zu bestimmten inneren Organen liefert in diesen Fällen eine wichtige diagnostische Hilfe.
Daraus wird ersichtlich, dass die Nervenimpulse von den Haut- und Eingeweidenerven eines Rückenmarksegments zu demselben Ursprungsneuronen des aufsteigenden Tractus spinothalamicus lateralis gelangen. Erregungen dieser Neurone werden als Schmerz der Peripherie interpretiert, weil diese Herkunft der Schmerzreize dem Organismus aus Erfahrung geläufig ist.
Eine weitere Beobachtung bei schmerzhafter Erkrankung innerer Organe lässt sich aus der Konvergenz der sensiblen Bahnen im Rückenmark deuten: Bei diesen Erkrankungen findet man oft eine Hyperpathie (Überempfindlichkeit) der zugehörigen Dermatome. Dies beruht darauf, dass die Ursprungsneurone des Tractus spinothalamicus lateralis durch die einlaufenden Schmerzimpulse von dem inneren Organ bereits erregt sind. Schon wenige zusätzliche Impulse von der Haut, die normalerweise nicht als Schmerz interpretiert werden, führen dann im Zentrum zu der Empfindung eines Hautschmerzes. Die Schmerzfasern sind, wie die Head-Zonen, streng auf ein Segment beschränkt (keine Überlappung).

Die segmentalen Therapien können weiter in die Reflexzonen- und die Reiztherapie unterteilt werden. Hierzu gehören im Einzelnen u.a. der heiße Umschlag, die Wickel, alle Wärme- und Káltean-

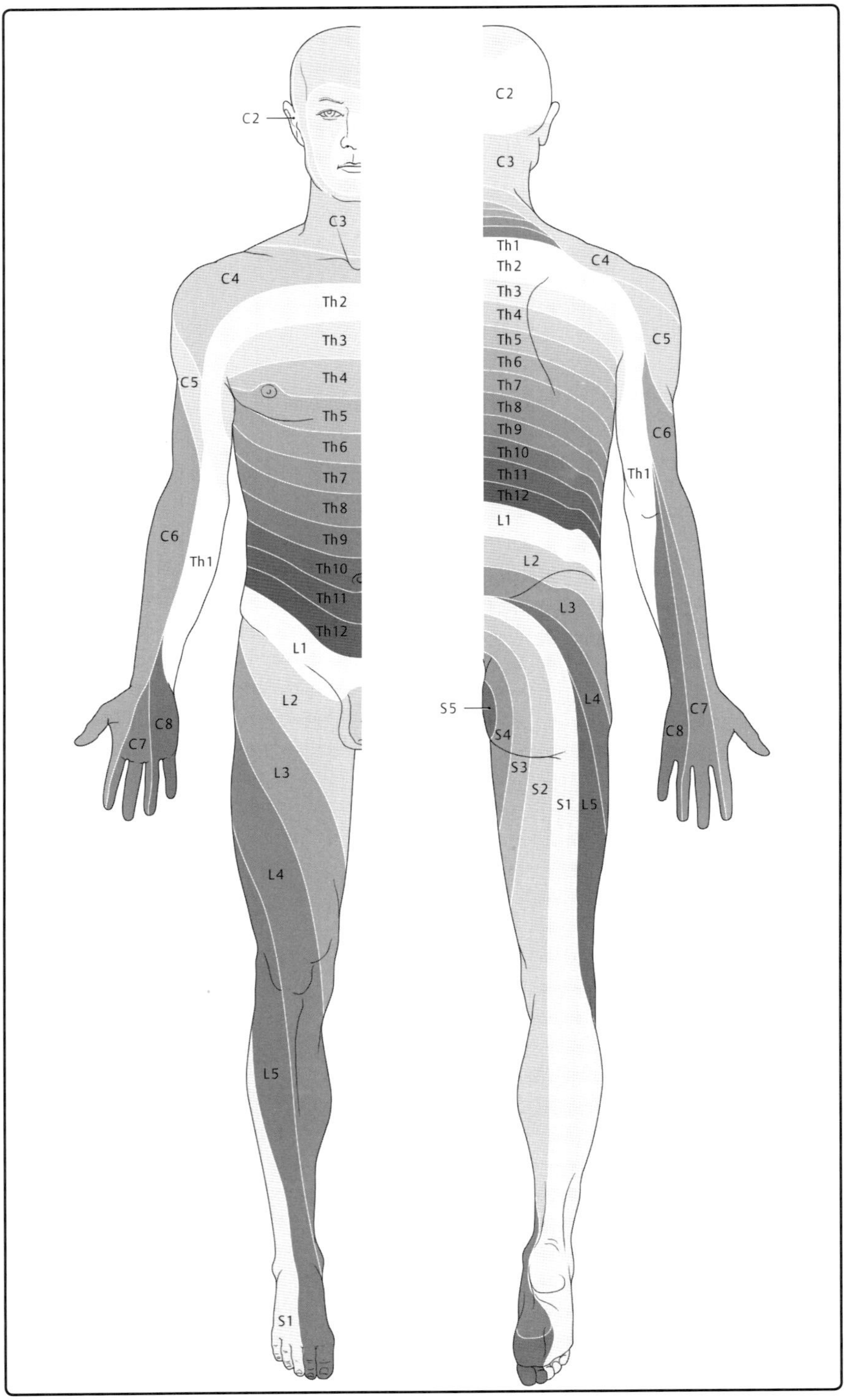

► **Abb. 8.1** Head-Zonen.

wendungen, die Schröpfbehandlung, die Reiztherapie mit Zugpflastern oder Blutegeln, Massagen – speziell die Bindegewebs- und die Fußreflexzonenmassage –, die Neuraltherapie und die Akupunktur.

Reflexzonentherapie

Die Reflexzone wird definiert als eine einem bestimmten Rückenmarksegment zugehörige Zone in einem genau bestimmten Oberflächenareal des Körpers, das bei Reizzuständen innerer Organe reflektorisch reagieren kann und über das wiederum auch pathologische Zustände innerer Organe beeinflusst werden können.

Handelt es sich um eine Abbildung des gesamten Körpers in Form solcher Maximalreaktionsstellen an einem definierten Körperareal, spricht man von einer **Somatotopie.** Solche somatotopischen Gliederungen von Reflexzonen finden wir im Bereich der Extremitäten (z. B. Terminalpunkte an Hand und Fuß, Fußsohlenreflexpunkte), am Kopf (Auge, Ohr, Kalotte) sowie am Übergang von Haut und Schleimhaut (Nase, Zähne, Mundschleimhaut, Zunge, Vagina), und es ist zu erwarten, dass sich in Zukunft noch weitere Somatotopien identifizieren lassen.

Die Therapie der Reflexzone stellt einen Reiz dar, der vom Organismus mit einer Reaktion beantwortet wird. Es handelt sich um ein Regelkreisgeschehen, dessen wichtigster Faktor die Rückkopplung bzw. das Feedback ist.

Damit ein therapeutischer Reiz optimal beantwortet wird, muss das Reaktionsverhalten des Organismus bekannt sein. Entsprechend der Konstitution, des Reaktionstyps und der Ausgangslage ist die Reizstärke individuell zu variieren. Auch ist die Behandlungsfrequenz der Reaktion des Organismus und den tageszeitlich rhythmischen Schwankungen anzupassen, wobei dann die Veränderung der Reflexzone therapeutische Hinweise gibt.

Bei der Erkrankung eines inneren Organs müssen nicht immer alle möglichen Segment- und Reflexzonen reagieren. Auch muss die Therapie nicht immer die Behandlung an allen möglichen Reaktionspunkten beinhalten. Bei korrekter Behandlung einer Reflexzone können bei Therapieerfolg auch die anderen irritierten Zonen normalisiert werden.

Reiztherapie

Die Reiztherapie kombiniert die Head-Zonen mit der Ausnutzung des Effekts des kutiviszeralen Reflexes im Bereich des Herzens. So besteht die Möglichkeit, durch einen lokalen Reiz, wie z. B. Wärme, an bestimmten Hautpartien die Schmerzen des dazugehörigen inneren Organs zu beeinflussen.

Die Beziehungen zwischen Dermatom und korrespondierendem inneren Organ beruhen auf gegenläufigen Wirkrichtungen. Einerseits kann der durch eine Erkrankung oder eine funktionelle Störung des Organs ausgelöste Reiz eine Irritation mit Druckempfindlichkeit im Segment, vor allem hier im Bereich des „Druckpunktes“, auslösen. Andererseits kann durch eine gezielte Beeinflussung des Segments und seines „Druckpunktes“ ein Reiz ausgelöst werden, der sich auf das zugehörige korrespondierende Organ auswirken kann.

Physiologisch wird durch die Reiztherapie die Durchblutung im Dermatom selbst verbessert und es kommt zu einer Erwärmung des Gewebes. Diese verbesserte Durchblutung im Dermatom (Segment) hat reflektorisch eine ebenfalls verbesserte Durchblutung im korrespondierenden inneren Organ zur Folge (kutiviszerale Beziehung). Daraus ergeben sich verbesserte Stoffwechselbedingungen und der Selbstheilungsmechanismus des Körpers wird angeregt. Außerdem werden nervale und chemische Reize ausgelöst (z. B. die Freisetzung von Bradykinin und Prostagladinen, die ihrerseits eine Gefäßerweiterung verursachen). Dies kann manuell (z. B. durch Massagen), durch Wärmeapplikation oder durch chemische Stoffe (Einreibungsmittel) ausgelöst werden.

Durchführung

Besonders wirksam sind **ätherische Öle** enthaltende Zubereitungen (z. B. Cor-Vel Truw Herzsalbe), da sie besser durch die Schutzschicht der Epidermis gelangen als chemische Stoffe, deren Eindringungsvermögen meist eher gering ist.

Die Salben oder Öle werden durch Friktionen in die Haut eingerieben, um dann direkt in der Kutis ihren Reiz entfalten zu können. Sie erzielen so nicht nur lokal, sondern auch reflektorisch im korrespondierenden inneren Organ eine bessere Durchblutung (Hyperämisierung). Man kann solche Friktionen durch die Wahl des Einreibemittels zart oder stärker wirksam ausführen, je nach Befund.

Neuraltherapie

Potenzielle Störfelder, z. B. Narben im Segment, werden zunächst infiltriert. Die Head-Zonen des Herzens liegen in den Segmenten C3–C4 und Th1–Th6 links.

Mit einer Quaddelung in diesem Bereich kann über den kutiviszeralen Reflexweg die Störung positiv beeinflusst werden.

Durchführung

Zunächst werden bis zu 6 Quaddeln beidseits parasternal in Höhe des 1. bis 3. Interkostalraumes und eine Quaddel zwischen Xiphoid und Rippenbogen links sowie in druckdolente Punkte oder spontan schmerzhafte Punkte gesetzt. Dorsal können zusätzlich einige Quaddeln paravertebral in Höhe Th3–Th5, wo sich die Akupunkturpunkte B13, B14 und B15 befinden, injiziert werden. Druckschmerzhafte Punkte und Gelosen im Bereich der linken Hals- und Schulterpartie werden ebenfalls mitbehandelt.

Akupunktur

Nach Auffassung der TCM stehen funktionelle Herzbeschwerden mit einer energetischen Störung des Herz- und KS-Meridians in Verbindung. Ziel der Behandlung ist es, die Energie des Herzens zu harmonisieren. Bei der Behandlung spielen auch vegetative Punkte eine große Rolle.

- KS 7: Sedierungspunkt, Herzbeschwerden mit Angst, Schlafstörungen
- KG 14: Alarmpunkt Herz-Meridian
- KG 17: oberer Alarmpunkt des 3E-Meridians
- B 15: Zustimmungspunkt des Herz-Meridians

Ohrakupunktur:

- 100: Herz
- 51: Vegetativum I
- 34: Vegetativum II
- 55: Shen Men
- 21: Herzpunkt

Durchführung

Zunächst mit 2 Sitzungen pro Woche beginnen, danach 1-mal pro Woche, insgesamt etwa 7 bis 10 Behandlungen. Die Ohrakupunktur wirkt erfahrungsgemäß rascher, aber nicht so andauernd wie die Körperakupunktur. Die beiden Verfahren können kombiniert werden.

Schröpfen

Bei der Behandlung wird versucht, über kutiviszerale Reflexe Einfluss auf die funktionellen Beschwerden zu nehmen. Bei der Anwendung dieses Verfahrens geht es auch um eine **Umstimmung** des Körpers, im Sinne einer Beeinflussung des Vegetativums und einer besseren Regulationsfähigkeit.

Durchführung

Zunächst erfolgt eine Palpation der Nackenzone im Bereich C3–C5 sowie des oberen und mittleren Rückens. Die Reflexzonen Herz und Schulterdreieck im Bereich C4/C5–Th5 links sind fast immer druckschmerzhaft. Ödematöse bzw. prallelastische Gelosen in diesem Bereich sprechen für einen Fülle-Zustand. Die Nackenzone wird entweder blutig geschröpft oder vorsichtig mit einer Schröpfkopfmassage behandelt, nie jedoch mit trocken aufgesetzten Schröpfköpfen (wegen Überdruck). Schlecht durchblutete, eingedellte Zonen deuten auf einen energetischen Leere-Zustand hin. Trockenes Schröpfen in der Herzzone führt zu einer verbesserten Durchblutung und reflektorischen Stimulation.

8.3.2 Ganzheitliche Therapie funktioneller Herz-Kreislauf-Erkrankungen (Herzneurose)

Akuttherapie

Kombination aus:

- Cor-Vel Truw Herzsalbe (Truw)
  Dosierung: abends auf das zum Herzen gehörende Segment auftragen
  und
- Tornix Tabl. (Steierl)
  Dosierung: 3 × tgl. 2 Tabl.
  und
- Cactus H 240 Tr. (Nestmann)
  Dosierung: 3 × tgl. 30 Tr.
  und
- Calmvalera Tr. (Hevert)
  Dosierung: 4 × tgl. 40 Tr.

Bei zusätzlicher notwendiger Berücksichtigung der Schilddrüse (leichte Hyperthyreose):

- Hewethyreon N Tr. (Hevert)
  Dosierung: 3 × tgl. 30 Tr.

Begleitung der Akuttherapie

Kombination aus:

- Iberis HM Amp. 2 ml (Pflüger)
- Infi-Thyreoidinum Amp. 1 ml (Infirmarius Rovit)
- Zincum valerianicum N Amp. 2 ml (Hevert)
- Crataegus injekt Hevert Amp. 2 ml (Hevert)

Dosierung insgesamt: 1 × Woche, entweder als Mischinjektion i.m. verabreichen oder Ampullen trinken.

Bei eventuellem **Roemheld-Syndrom:** Stuhllabor sowie Pankreas- und Leberunterstützung (s.o.).

9 Burn-out-Syndrom

Ist ein Gleichgewicht zwischen Stressbelastung und Stressausgleich nicht mehr möglich, kann sich ein sog. Burn-out-Syndrom einstellen. Burnout (aus dem Englischen to burn out = ausbrennen; „Ausgebranntsein") wird definiert als ein chronischer Erschöpfungszustand (körperlich, geistig, emotional) infolge hoher und lang andauernder – meist beruflicher – Überbeanspruchung, häufig verbunden mit der Unfähigkeit, physisch-psychische Reize aus dem Lebensumfeld adäquat verarbeiten zu können. Bei den Betroffenen besteht häufig ein Missverhältnis zwischen persönlichen Ansprüchen und Wirklichkeit, zwischen Anspannung und Entspannung und eine gestörte Work-Life-Balance (= Verhältnis zwischen Arbeit/Beruf und Privatleben).

In den letzten Jahren konnte eine erhebliche Zunahme des Burn-out-Syndroms in der Bevölkerung festgestellt werden. Waren noch vor einigen Jahren zu einem großen Prozentsatz Menschen betroffen, die in sozialen Berufen arbeiten wie z.B. Ärzte, Pflegepersonal, Lehrer, Sozialarbeiter, hat sich das Burn-out-Syndrom mittlerweile auf alle Berufsgruppen verteilt. Bezogen auf die heutige Situation kommen die meisten Patienten aus der Gruppe der 40- bis 50-Jährigen, die im Spagat zwischen Anforderungen des Berufs- und Privatlebens (Karriere vs. Sorge für die Familie und Eltern) „ausbrennen", sowie aus der immer größer werdenden Gruppe der alleinerziehenden Elternteile.

9.1 Ursachen

Gesundheitsschädlicher Stress entsteht aus einem ungünstigen Zusammenwirken von zu hoher Belastung und inadäquatem Umgang mit dieser Belastung. Je stärker die Belastung und je größer der empfundene Kontrollverlust angesichts dieser Situation, desto gesundheitsschädlicher werden dessen Auswirkungen.

Bei der Genese des Burn-out-Syndroms sind sowohl **endogene** Faktoren, wie Stoffwechselsituation und Persönlichkeit, als auch **exogene** Faktoren wie z.B. die aktuellen Lebensumstände beteiligt. Der Organismus reagiert auf diese Belastungen mit einer **erhöhten Sympathikusaktivität,** in Form einer vermehrten Katecholamin-Ausschüttung (Adrenalin, Noradrenalin, Dopamin) und des Stresshormons Kortisol.

Das Burn-out-Syndrom ist kein plötzlich eintretendes Phänomen, sondern stellt in der Regel das Endstadium einer länger andauernden Entwicklung dar, die dabei eine Eigendynamik entwickelt hat (► **Kap. 9.2**). Ein Mensch mit hohen Anforderungen an sich und hoher Leistungsbereitschaft regiert auf chronische Arbeitsüberlastung erst mit stark erhöhtem Arbeitseinsatz und dann aufgrund zu hoher anhaltender Belastung und Erschöpfung mit Rückzug, Resignation und körperlichem und psychischem Abbau, es kommt zum: „point of no return".

Zu den Ursachen auf **beruflicher** Seite zählen z.B.:

- zu hohe Arbeitsbelastung/Anforderungen
- hoher Zeitdruck
- fehlende Anerkennung
- nicht adäquate Honorierung
- schlechtes Betriebsklima
- Angst vor dem Verlust des Arbeitsplatzes
- Mobbing

Menschen, die unter den o.a. Bedingungen besonders anfällig für die Entwicklung eines Burnout sind, weisen nach heutigen Erkenntnissen bestimmte **Persönlichkeitsmerkmale** auf wie:

- hohe Leistungsbereitschaft
- großes Engagement/Idealismus
- Gutmütigkeit
- Ehrgeiz
- Perfektionismus
- Streben nach sozialer Anerkennung
- Angst vor Kontrollverlust

Boreout – die pure Unterforderung

Im Gegensatz zum mittlerweile geradezu gesellschaftlich anerkannten Burnout, ist das Bore-out-Syndrom etwas, das niemand so gerne zugeben möchte. Wird der Burnout allgemein als „erfolgreich, aber aufgrund der Verhältnisse gescheitert" angesehen, gilt für den Boreout eher die Maxime „erfolglos und gescheitert". Infolgedessen kann beim Bore-out-Syndrom eine hohe Dunkelziffer vermutet werden.

Geschäftigkeit vorzutäuschen ist jedoch harte Arbeit, die ebenso auslaugen kann. Die Kombination aus Unterforderung, Desinteresse und Langeweile führt prozesshaft zu den nahezu identischen Symptomen bis hin zur Depression wie sie beim Burn-out-Syndrom vorliegen.

Da bei beiden Syndromen zwar der Stress unterschiedlich gelagert ist, bleibt dennoch Erschöpfung die Folge, weshalb sich die therapeutischen Optionen nicht unterscheiden. Wie beim Burnout müssen auch beim Boreout neben der Therapie die auslösenden Faktoren wie z.B. die Situation am Arbeitsplatz geändert werden, um einem erneuten Burnout- oder Bore-out-Syndrom vorzubeugen.

9.2 Symptome

Es gibt unterschiedliche Theorien zum Ablauf der Entwicklung, die schließlich in einen Burnout münden. Grob gefasst kann die **Entwicklung** des Burn-out-Syndroms folgendermaßen gegliedert werden:

- **Enthusiasmus**: getragen von extremer Leistungsbereitschaft der Betroffenen
- **Stagnation**: Überarbeitung, Überforderung, Leugnen der Probleme und Konflikte, gesteckte Ziele können nicht erreicht werden

- **Frustration**: Desillusionierung und Widerwille gegen die Arbeit setzen ein („innere Kündigung"), es wird zunehmend Distanz zu den Mitmenschen aufgebaut, Empathie schwindet, Zynismus nimmt zu
- **Apathie**: Depressionen nehmen zu, die körperliche und geistige Leistungsfähigkeit nimmt ab, Anstrengungen jeglicher Art werden vermieden („Dienst nach Vorschrift"), Fehlleistungen nehmen zu
- **Burnout**: Verzweiflung setzt ein, das Gefühl von Hoffnungs- und Sinnlosigkeit ist überwältigend.

Einen Überblick über die einzelnen Symptome, die diese Phasen begleiten, gibt ► **Tab. 9.1**.

9.3

Diagnostik

Da die eher unspezifische Symptomatik differenzialdiagnostisch auf zahlreiche körperliche Erkrankungen (z.B. Vitamin-, Elektrolyt-, Stoffwechselstörungen, Tumore, Infektionen, Entzündungen) hinweisen kann, steht eine Labor-Basisdiagnostik, bestehend aus der Bestimmung von BSG, Differenzialblutbild, Kreatinin, Elektrolyten, Serumelektrophorese, γ-GT, Bilirubin, Blutzucker, CRP, TSH, RF und Urinstatus am Anfang der diagnostischen Maßnahmen.

Hinzukommen sollten z.B. Untersuchungen zum oxidativen und nitrosativen Stress (► **Kap. 2.4.3**) und des Immunsystems, Allergietests, Untersuchungen des Säure-Basen-Haushalts wie z.B. Blutpufferkapazitätsbestimmung n.

► **Tab. 9.1** Symptomatik des Burn-out-Syndroms.

Körperliche Symptome	Psychische Symptome	Soziale Probleme
Atembeschwerden	Konzentrationsschwäche	reduzierte Anteilnahme an Anderen
Engegefühl in der Brust	Desorganisation	Rückzug am und vom Arbeitsplatz
Blutdruck- und Pulserhöhungen	Gedächtnisschwäche	Konflikte mit Mitarbeitern
Magen-Darm-Geschwüre	Aggressionen	Konflikte zu Hause
Alpträume	Substanzmissbrauch durch z. B. Alkohol	Vereinsamung
Kopf- und Rückenschmerzen	Entscheidungsschwierigkeiten	Eifersucht
Ein- und Durchschlafstörungen	Depressionen	Meidung sozialer Kontakte
erhöhte Infektanfälligkeit	fehlende Präzision	
Reizdarm/Verdauungsstörungen	chronische Müdigkeit	
Übelkeit	Ängstlichkeit	

Jörgensen oder Urin-pH-Wert Bestimmung n. Sander (▶ **Kap. 5.4.2**) sowie der Hypothalamus-Hypophysen-Nebennierenrinden-Achse. Des Weiteren sollten eventuell vorliegende Störungen des Energie- und Neurotransmitterhaushalts abgeklärt werden.

Neuer Test beim Burn-out-Syndrom

Ein kanadisches Forscherteam (Juster et al. 2010) fand verschiedene Laborparameter, die, wenn sie kombiniert vorliegen, auf eine chronische Stresssituation schließen lassen und eine Differenzierung der Folgeerkrankungen Burn-out-Syndrom oder Depression ermöglichen.

Es wurden über 2 Tage Blut und Speichel untersucht. 15 Messwerte, wie Blutzucker, Insulinspiegel, aber auch das „Stresshormon" Kortisol wurden zusammen mit Fragebögen ausgewertet. Das Ergebnis wird als **„allostatische Last"** bezeichnet und gilt dabei als Parameter, wie gut der Körper mit chronischem Stress umgehen kann. Je höher die allostatische Last, desto stärker waren die Personen durch Stress gefährdet.

Die Differenzierung zwischen Burn-out- und Depressionspatienten zeigte sich anhand des Kortisolspiegels im Speichel: In beiden Fällen wurde zwar eine hohe allostatische Last gefunden, jedoch war der Kortisolspiegel der Burn-out-Patienten erniedrigt.

9.4 Prävention und Therapie

Eine der wichtigsten Maßnahmen in der Prävention und Therapie besteht in der Bewusstmachung von Fehlverhalten, im Überdenken der bisherigen Prioritäten und dem Einleiten von Änderungen eines schon über Jahre bestehenden und festgefahrenen Fehlverhaltens.

Die notwendigen Veränderungen betreffen dabei das gesamte Lebensumfeld. Der Schwerpunkt liegt vor allem auf dem psycho-mentalen Verhalten im Umgang mit Stress und parallel dazu dem Entwickeln einer optimalen „Work-Life-Balance". Meist muss auch ein allgemeiner Wertewandel und eine **Harmonisierung aller Lebensbereiche** erarbeitet werden.

In ▶ **Abb. 9.1** sind sowohl die physiologischen Zusammenhänge zwischen Stressbelastung und Burn-out-Syndrom als auch deren therapeutische Beeinflussung dargestellt.

9.4.1 Orthomolekulare Therapie

Die orthomolekulare Therapie kann mithilfe von Mikronährstoffen die Folgen eines Burn-out-Syndroms nachhaltig verbessern. Eine Übersicht bietet ▶ **Tab. 9.2**.

9.4.2 Pflanzliche Adaptogene

Pflanzliche Adaptogene sind Substanzen pflanzlichen Ursprungs, die dem Organismus helfen sollen, eine bessere Widerstandskraft gegenüber physikalischen, chemischen, biologischen und auch psychischen Stressoren zu entwickeln.

In diesem Zusammenhang beschrieb Hans Selye schon 1946 das Adaptionsmodell, das aus den 3 Phasen der Stressreaktion Alarm, Widerstand und Erschöpfung besteht, wobei die letzte Phase dem Vollbild des Burn-out-Syndroms entspricht. Selye forderte von Adaptogenen, dass sie in der Lage sein sollten, individuelle Stresstoleranzen zu steigern und verlangte dabei folgende **Wirkqualitäten:**

- Sie sollten unschädlich sein, so dass sie nur minimale Störungen der physiologischen Körperfunktionen nach sich ziehen.

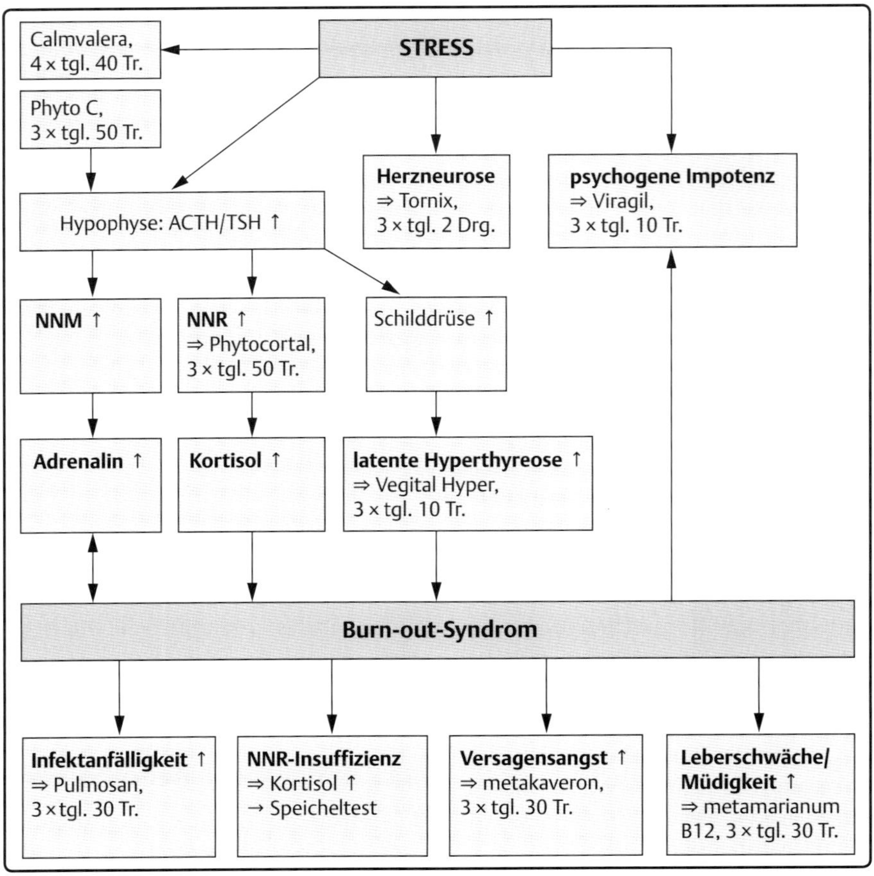

► **Abb. 9.1** Die Zusammenhänge zwischen Stressbelastung und Burn-out-Syndrom sowie deren therapeutische Beeinflussung (Abkürzungen: ACTH = adrenokortikotropes Hormon; Drg. = Dragée; NNM = Nebennierenmark; NNR = Nebennierenrinde; TSH = Thyroidea-stimulierendes Hormon, Thyreotropin; Tr. = Tropfen; ↓ = erniedrigt; ↑ = erhöht).

- Sie sollten eine unspezifische Resistenzsteigerung bewirken und
- einen normalisierenden Einfluss ausüben.

Diesen Forderungen entsprechen durchaus einige Arzneipflanzen, an erster Stelle sei hier der Ginseng (Panax ginseng) zu nennen. In den letzten Jahren kam noch eine weitere Arzneipflanze mit hinzu, die Rosenwurz (Rhodiola rosea). Zubereitungen aus der Wurzel werden traditionell in Sibirien und in den skandinavischen Ländern zur Stärkung und Erhöhung der Widerstandkraft eingesetzt. Zugelassene (!) Fertigarzneimittel sind in Deutschland momentan nicht im Handel.

Eine weitere Arzneipflanze, die auch zu den pflanzlichen Adaptogenen gerechnet wird, ist die Taigawurzel bzw. der sibirische Ginseng (Eleutherococcus senticosus). Nach Selye wirken auch die Mistel und der Sonnenhut resistenzsteigernd.

In Deutschland werden Arzneimittel, die pflanzliche Stoffe wie z. B. Ginseng oder Taigawurzel enthalten, den sog.

► **Tab. 9.2** Mikronährstoffe bei Burn-out-Syndrom.

Substanz	Dosis	Wirkung
Vitamin C	0,5–1 g/Tag	wichtig für die Biosynthese von Adrenalin, Kortison, reduziert Reizbarkeit- und Erschöpfungszustände
Vitamin B_{12}	100–200 µg/Tag	bessert CFS (Chronic Fatigue Syndrome)- und Burn-out-Symptome
Folsäure	400–1000 µg/Tag	erhöht die Stressresistenz
Vitamin D	500–800 I.E./Tag	wirkt antientzündlich, Antioxidans
Magnesium	300–500 mg/Tag	reduziert Stresshormonfreisetzung
Zink	10–20 mg/Tag	wichtig für die Neurotransmittersynthese
Polyphenole (Resveratrol)		reduzieren freie Radikale
Eisen	8–80 mg/Tag	bessert Leistungsfähigkeit, nur bei tatsächlichem Eisenmangel einsetzen!
NADH	10–30 mg/Tag	stimuliert als Coenzym die ATP-Bildung
Coenzym Q10	60–100 mg/Tag	Energiefaktor in den Mitochondrien
L-Carnitin	1,0–3,5 g/Tag	fördert die Energiegewinnung
L-Arginin	700–1400 mg/Tag	stimuliert den Hypothalamus zur verstärkten Freisetzung von HGH (Human Growth Hormone = Somatotropin) → CFS ↓
L-Phenyalanin	0,2–8 g/Tag	Neurotransmittervorstufe
L-Tyrosin	0,2–6 g/Tag	Neurotransmittervorstufe für Adrenalin und Noradrenalin
L-Tryptophan	100–300 mg/Tag	Neurotransmittervorstufe für Serotonin
L-Methionin	0,5–5 g/Tag	Vorstufe für Taurin und L-Cystein
Glutaminsäure	2–5 g/Tag	bessert Konzentration und Ermüdung
L-Cystein	0,5–3 g/Tag	Baustein für Glutathion
Cholin	200–600 mg/Tag	wichtig für die Signalübertragung

Tonika (Stärkungsmittel, Roboranzien) zugeordnet (► **Tab. 9.3**).

Beispiele für **pflanzliche Adaptogene** sind:

- **Rosenwurz** (Rhodiloa rosea): Rhodiloa rosea wächst in kühleren Regionen Europas, Nordamerikas und Asiens und gehört zur Familie der Dickblattgewächse (Crassulaceae). Die wichtigsten Inhaltsstoffe sind Phenylethanolderivate, Salidrosid und Phenylpropanoide wie das Rosavin, das Rosin und das Rosarin. Traditionell werden Extrakte aus der Wurzel zur Verbesserung der körperlichen Ausdauer, von Arbeitspro-

► **Tab. 9.3** Art und Status der Tonika in Deutschland (Knöss 2011).

Pflanzenart	Pflanzenteil	Pflanzliche Substanz	Verfügbare verkehrsfähige Arzneimittel	Monografie des HMPC (Committee on Herbal Medicinal Products)
Panax ginseng (Ginseng)	Wurzel	Ginseng radix	ja	in Vorbereitung
Eleutherococcus senticosus (Taigawurzel)	Wurzel	Eleutherococci radix	ja	publiziert
Ilex paraguariensis (Mate)	Blätter	Mate folium		publiziert
Paullinia cupana (Guarana)	Samen	Guaranae semen		in Vorbereitung
Rhodiloa rosea (Rosenwurz)	Rhizom	Rhodiolae rhizoma		Entwurf publiziert

duktivität und Lebensdauer sowie bei chronischer Müdigkeit eingesetzt. Obwohl die genauen Wirkmechanismen noch nicht vollständig geklärt sind, geht man von einem dualen Wirkprinzip aus, das einerseits die kognitive Stimulation und andererseits eine emotionale beruhigende Wirkung zur Folge hat (z. B. vigodana, Dr. Loges).

- **Ginseng:** Ginseng wird schon seit über 5000 Jahren vor allem in der chinesischen und koreanischen Medizin als Mittel zur Stärkung und Erhaltung der Gesundheit eingesetzt. Ginseng bedeutet eigentlich „Menschenwurzel". Weitere Synonyme sind chinesischer bzw. koreanischer Ginseng oder auch Gilgen, Samwurzel oder Kraftwurz.
  Der Ginseng gehört zur Familie der Araliengewächse (Araliaceae) und als wichtigste Inhaltsstoffgruppe gelten die Ginsenoside (Triterpensaponine). Medizinisch verwendet werden die Wurzeln von 4–7 Jahre alten Pflanzen. Die Indikationen sind allgemeine Schwäche- und Erschöpfungszustände, seelische Belastungen sowie nachlassende Konzentrations- und Leistungsfähigkeit. Von den bekannten 6 Ginseng-Arten werden nur 2 als Arzneipflanzen genutzt:
  - **Panax ginseng** kommt hauptsächlich in den Gebirgs- und Waldregionen des nördlichen Korea, im nordöstlichen China und südöstlichen Sibirien vor.
  - **Panax quinquefolius** L. var., der amerikanische Ginseng, der nur noch selten wild in Nordamerika und Kanada vorkommt.

  Je nach Anbaugebiet, Wachstumszeit, Art und Methode der Drogenverarbeitung unterscheidet man 2 **Handelssorten:**
  - **Weißer Ginseng** (z. B. Kumsan Ginseng, Asconex): Hierfür werden 3–4-jährige Pflanzen aus der Tiefebene verwendet. Nach der Ernte werden die Wurzeln geschält und an der Sonne getrock-

net. Parallel wird mit Schwefeldioxid gebleicht.
- **Roter Ginseng** (z. B. Gintec, Richter Pharma): Dieser stammt von 6-jährigen Pflanzen, die in den Hochebenen angebaut werden. Um einen maximalen Wirkstoffgehalt zu erzielen, müssen die Pflanzen einen vorgeschriebenen Abstand zueinander aufweisen. Nach der Ernte wird die Wurzel 2–3 Stunden lang mit Wasserdampf konserviert. Dabei tritt die charakteristische rote Färbung auf. Anschließend wird sie getrocknet.

- **Taigawurzel** (Eleutherococcus senticosus): Die Pflanze ist in Korea, China, Japan beheimatet, gehört zur Familie der Araliengewächse (Araliaceae) und wächst als 2–3 Meter hoher Strauch. Gesammelt und genutzt werden die Wurzeln. Inhaltsstoffe sind sog. Oleanolsäureglykoside (Eleutheroside). Der Extrakt der Wurzel verbessert die körperliche und geistige Leistungsfähigkeit, weshalb die Pflanze bei körperlicher Überanstrengung und Erkältungskrankheiten Einsatz findet (z. B. Eleu Curarina, Harras Pharma).

9.4.3 Pflanzliche Stimulanzien

Weiterhin spielen bei der Behandlung der Erschöpfung auch die pflanzlichen Stimulanzien Kaffee, Mate und Coca eine wichtige Rolle. Seit der Isolierung des Kokains verloren aber Coca-Zubereitungen (z. B. Coca-Weine) an Popularität.

Pflanzliche Stimulanzien unterscheiden sich von pflanzlichen Adaptogenen dadurch, dass sie den Energieverbrauch und den Erholungsbedarf des Körpers unverhältnismäßig steigern können, während ein Adaptogen eine bessere Leistung des Körpers ermöglicht, ohne den Energieverbrauch zu steigern oder die Erholungszeit des Körpers zu verlängern.

Beispiele für pflanzliche Stimulanzien sind:

- **Guarana** (Paullinia cupana): Die Guaranapflanze ist in den Amazonasgebieten Brasiliens und Venezuelas beheimatet. Die Droge (Guaranae semen) besteht aus ganzen gerösteten Samen. Als Guarana selbst wird eine aus den gerösteten, getrockneten und pulverisierten Samen gewonnene Masse bezeichnet, die durch den Zusatz von Wasser entsteht. Aus dieser Masse werden ca. 20 cm lange Stangen oder Figuren geformt, die dann durch Rösten getrocknet und durch Räuchern haltbar gemacht werden. Die Samen enthalten ca. 3 % Koffein und damit 3-mal soviel wie eine Kaffeebohne und wirken dementsprechend stark anregend. Die anregende bzw. belebende stimulierende Wirkung wurde jedoch nur bei Personen, die unter Ermüdungserscheinungen leiden beobachtet, weshalb der Guarana-Extrakt auch nur zu diesem Zweck eingesetzt wird (z. B. Guarana 500, Eder Health Nutrition).
- **Mate** (Ilex paraguariensis): Der Matestrauch ist vorwiegend in Brasilien, Argentinien und Paraguay anzutreffen. Die Droge wird immer noch überwiegend aus Wildsammlungen und nur zum Teil aus Kulturen gewonnen. Kurz nach der Ernte werden die Blätter hoch erhitzt (300–350 °C), um ein Schwarzwerden zu verhindern. Anschließend erfolgt die Trocknung bei 140–250 °C. Mate enthält ca. 0,3–2,4 % Koffein sowie Theobromin. Aufgrund des erhöhten Koffeingehalts findet Mate ebenfalls Anwendung als anregendes Mittel bei

geistiger und körperlicher Ermüdung (z. B. Mate-Tee, Bad Heilbrunner).

9.5

Tipps für den Patienten

Menschen, bei denen die Gefahr eines Burn-out-Syndroms besteht, können zur **Prävention** folgende Maßnahmen ergreifen:

- Für genügend Schlaf sorgen, damit Körper und Geist sich ausreichend regenerieren können.
- Sich bewusst ernähren: nicht nur viel Obst, Gemüse und Vollkornprodukte zu sich nehmen und am besten über die Ernährung für eine gute Vitamin- und Mineralversorgung sorgen, sondern auch sich bewusst Zeit zum Essen nehmen, keine „Snacks" auf die Schnelle zwischendurch als Ersatz für eine Mahlzeit.
- Rückzugsmöglichkeiten schaffen: am Tag 20 oder 30 Minuten Zeit nehmen und einfach nur entspannen, Lieblingsmusik hören oder ein „Nickerchen" machen.
- Regelmäßig für Bewegung sorgen: pro Woche 3-mal eine halbe Stunde Spazierengehen, Joggen, Radfahren – alles, was Spaß macht, jedoch ohne jeden Leistungsdruck.
- Nicht immer erreichbar sein: Handy ausschalten, Computer gar nicht erst hochfahren, das Telefon auf die Mailbox umschalten.
- Den Arbeitsalltag besser strukturieren.
- Eine Entspannungstechnik (z. B. Autogenes Training, Yoga, bestimme Atemtechniken) erlernen, um einerseits regelmäßig zur Ruhe zu kommen, andererseits aber auch in Belastungssituationen ruhiger reagieren zu können.
- Andere (organische) Ursachen für die Erschöpfung abklären lassen. Schilddrüsenunterfunktion, Schlafapnoe-Syndrom und Blutarmut sind dabei nur 3 von vielen möglichen Diagnosen, die ein Burn-out-Syndrom vortäuschen können.

Hat sich schon ein Burn-out-Syndrom entwickelt, ist zusätzlich zu den o. g. Maßnahmen außerdem noch Folgendes zu empfehlen:

- Psychotherapeutische Begleitung (z. B. Verhaltenstherapie), mit deren Hilfe eine Veränderung der Lebensgewohnheiten, eine reale Einschätzung der eigenen Grenzen, ein besserer Umgang mit Frustration und Aggressionen, aber auch ein Minimieren selbstschädigender Verhaltensweisen wie z. B. Nikotin-, Alkohol- und Koffeinmissbrauch erreicht werden soll.
- eventuell einen Arbeitsplatzwechsel erwägen
- physikalische Maßnahmen wie Massagen
- Kuraufenthalte

Anhang

10 Weiterführende Adressen

Gesellschaften

- Deutsche Gesellschaft für Verdauungs- und Stoffwechselkrankheiten e. V.
  Olivaer Platz 7
  10707 Berlin
  www.dgvs.de
- Deutsche Kontinenz-Gesellschaft e. V.
  Friedrich-Ebert-Str. 124
  34119 Kassel
  www.kontinenz-gesellschaft.de
- Deutsche Gesellschaft für Urologie e. V.
  Uerdinger Str. 64
  40474 Düsseldorf
  www.dgu.de
- Deutsche Gesellschaft für Pneumologie und Beatmungsmedizin e. V.
  Postfach 12 37
  59355 Werne
  www.pneumologie.de
- Deutsche Gesellschaft für Kardiologie – Herz- und Kreislaufforschung e. V.
  Achenbachstr. 43
  40237 Düsseldorf
  www.dgk.org

Selbsthilfegruppen

- Deutsche Reizdarmselbsthilfe e. V.
  Postfach 70 02 18
  60552 Frankfurt/Main
  www.reizdarmselbsthilfe.de
- Inkontinenz-Selbsthilfe e. V.
  Kirchgasse 9
  35305 Grünberg
  www.inkontinenz-selbsthilfe.com
- Deutscher Allergie- und Asthmabund e. V.
  Fliethstr. 114
  41061 Mönchengladbach
  www.daab.de
- Burn-out-Syndrom-Hilfe
  Untere Auen 7/1
  88677 Markdorf
  www.burnout-syndrom-hilfe.eu

11 Literaturverzeichnis

Alfred-Nissle-Gesellschaft, Hrsg. Darmflora und Reizdarmsyndrom. Patientenbroschüre. Hagen; 2008

[Anonym]. Antibiotika-Therapie verändert Darmflora länger als vermutet. Praxis Magazin 2011; 04: 53

Augustin M, Schmiedel V. Praxisleitfaden Naturheilkunde. 2. Aufl. Neckarsulm-Stuttgart: Jungjohann; 1994

Bachmann R. Naturheilkundliche Therapieansätze bei Reizmagen und Reizdarm – Ergebnisse einer AWB (n = 253). Die Naturheilkunde 2011; 1: 10–14

Böhm U. Stellenwert der Othomolekularmedizin bei Burnout-Syndrom, Arzt/Zahnarzt/Naturheilverfahren. Herne: Zahnärztlicher Fach-Verlag; 2011

Brümmer F. Wege aus dem Burnout. Praxis Magazin 2011; 9: 12–13

Bückendorf H. Die Bedeutung der chronischen Entzündung für die Entwicklung chronischer Krankheiten. Vortrag (Handout) bei den Andechser Therapietagen 2011

Buhner S, Li Q, Vignali S, Barbara G, De Giorgio R, Stanghellini V, Cremon C, Zeller F, Langer R, Daniel H, Michel K, Schemann M. Activation of human enteric neurons by supernatants of colonic biopsy specimens from patients with irritable bowel syndrome. Gastroenterology. 2009 137(4): 1425–34. (doi:10.1053/j.gastro.2009.07.005) http://www.gastrojournal.org/article/S0016-5085(09)01152-4/abstract (Stand: Februar 2012)

Deutsche Gesellschaft für Geriatrie, Hrsg. Harninkontinenz. AWMF-Leitlinien-Register Nr. 084/001 (Stand: September 2009)

Deutsche Gesellschaft für Gynäkologie und Geburtshilfe, Hrsg. Die überaktive Blase. AWMF-Leitlinien-Register Nr. 015/007 (Stand: Juni 2010)

Deutsche Kontinenz-Gesellschaft, Hrsg. Harn- und Stuhlinkontinenz. Kassel: Deutsche Kontinenz-Gesellschaft e. V.; 2009

Ennet D, Reuter HD. Lexikon der Pflanzenheilkunde. Stuttgart: Hippokrates; 1998

[Anonym]. Entzündliche Erkrankungen: Tumornekrosefaktor macht müde. DAZ 2011; 6: 8

Faller A. Der Körper des Menschen. 11. Aufl. Stuttgart: Thieme; 1998

Frieleing T et al. Evidence for Mast Cell Activation in Patients with Therapy-Resistant Irritable Bowel Syndrome. Z Gastroenterol 2011; Feb; 49 (2): 191–94

Frohn B. Burnout – Zeichen unserer Zeit? Praxis Magazin 2011, 6

Fryda W. Die Krebskaskade. Villmar: Fa. ASCONEX; 2011

Geo Themenlexikon 11. Medizin und Gesundheit: Diagnose, Heilkunst, Arzneien. Bd. 11, Mannheim: Bibliographisches Institut; 2007

Geo Themenlexikon 32. Der Mensch: Körper, Entwicklung, Gesundheit. Bd. 32, Mannheim: Bibliographisches Institut; 2008

Grünwald J, Stier H, Bruhn S, Goyvaerts B. Rhodiola rosea: ein Adaptogen bei Burn-out. Z f Phytotherapie 2011; 32: 161–163

Hanssen HP. Beta-Blocker für Melanom-Patienten? DAZ 2011: Nr. 39

Juster RP, Sindi S, Marin MF et al. A clinical allostatic load index is associated with burnout symptoms and hypocortisolemic profiles in healthy workers. Pychoneuroendocrinology 2010; Jul;36(6): 797–805

Kirkmann, R. GanzImmun, Nitrostress. Fachbroschüre 0030; 2010

Knöss W, Reh K, Bodemann S. Pflanzliche Arzneimittel in Deutschland – Tonika und Stärkungsmittel. Z f Phytotherapie 2011; 32(4): 164–166

Layer P, Andresen V, Pehl C et al. S3-Leitlinie Reizdarmsyndrom: Definition, Pathophysiologie, Diagnostik und Therapie. Gemeinsame Leitlinie der Deutschen Gesellschaft für Verdauungs- und Stoffwechselkrankheiten (DGVS) und der Deutschen Gesellschaft für Neurogastroenterologie und Motilität (DGNM). AWMF-Leitlinien-Register Nr. 021/016 (Stand: Februar 2012)

Lück-Knobloch H. Stressproblem Cortisol ist lösbar. HPN/DFA 2011: 2–3

Lüllmann H, Mohr K, Hein L. Taschenatlas der Pharmakologie. 5. Aufl. Stuttgart: Thieme; 2004

Marbach, E. Gesundheitsratgeber Blasenentzündung: Blasenentzündungen mit Naturheilkunde und Schulmedizin erfolgreich behandeln. Breisach: Eva Marbach; 2009

Marx R. Mit dem FMS einhergehende Probleme. Aus der Stressforschung: Was belastet Frauen, was Männer. Fibromyalgie-Nachrichtenblättchen der SHG Rhein-Kinzig-Kreis 2011; 3: 1

Margerl M et al. Non-pathogenic commensal Escherichia coli bacteria can inhibit degranulation of mast cells. Exp Dermatol 2008; May; 17 (5): 427–435

Mertler M. Funktionelle Herz-Kreislauf-Erkrankungen. Truw-Brief Nr. /2011

Moser G. Die Kommunikation zwischen Gehirn und Darm. Natürlich gesund und munter 2010; 6

Müller H. Pradigmenwechsel beim Reizdarmsyndrom – Die neue Reizdarmleitlinie. Medletters Ardeypharm 2011; Nr. 2

Mutschler E, Geisslinger G, Kroemer HK, Schäfer-Korting M. Mutschler Arzneimittelwirkungen. 8. Aufl. Stuttgart: Wissenschaftliche Verlagsgesellschaft; 2001

Neuendorff F, Beer AM. Burnout-Syndrom: Grenzen der Phytotherapie beachten! Z f Phytotherapie 2011; 32: 176–178

Ott C. Neue Leitlinie für Reizdarm. Das PTA Magazin 2011; 1: 38–41

Petrak D. Reizdarmsyndrom. Der Heilpraktiker & Volksheilkunde 2009; 5: 25–28

Plassmann D, Schulte-Witte H. Mutaflor – Therapie für Reizdarmpatienten. Medletters Ardeyparm 2007; Nr. 3

Ploss, O. Moderne Praxis bewährter Regulationstherapien. Stuttgart: Haug; 2010

Ploss, O. Naturheilkundliche Therapiekonzepte bei muskulären und neuromuskulären Erkrankungen. Stuttgart: Haug; 2010

Ploss O. Ganzheitliches Fasten. Sonderdruck, natur-heilkunde journal 2011; 13. Jahrgang, 03/11

Sander FF. Der Säure-Basen-Haushalt. 3. Aufl. Stuttgart: Hippokrates; 1999

Schäfer C. Noch unsicher: Rifaximin bei Reizdarmsyndrom. AZ 2011; Nr. 48. 686, 151. Jahrgang, 2011

Schicketanz P. Stress. Sonderpublikation (Fa. Weleda). PTA-Magazin 2010; 12

Schoefer L. Escherichia-coli-Bakterien gegen Reizdarmsyndrom. Der Heilpraktiker 2011; 5: 30

Smrž P. Handbuch der Injektions-Akupunktur. Ulm: Holzmann; 1998

Sökeland J, Rübben H. Taschenlehrbuch Urologie. Stuttgart: Thieme; 2008

Sotiropoulos I. et al. Stress acts cumulatively to precipitate Alzheimer's disease-like tau pathology and cognitive deficits. Journal of Neuroscience 2011; 31(21): 7840–7847

Spuk C. Das Hormonsystem – ein komplexes Netzwerk. CO'med 2011; 09

Steger M. Chronische Magen- und Darm-Erkrankungen. HPN/DFA 2011; 2–3: 30–32

Stroff T. Wirkmechanismen von E. coli Nissle 1917 (Mutaflor) beim Reizdarmsyndrom. Medletters Ardeypharm 2008; Nr. 2

[Anonym]. Therapieerfolg bereits vor der Therapie erkennen (TKTL1). Darmstadt: Tavarlin AG; 2011

Tepperwein K. Krankheiten aus dem Gesicht erkennen. Pathophysiognomie. 9. Aufl. Heidelberg: mvg; 2002

Thews G, Mutschler E, Vaupel P. Anatomie, Physiologie, Pathophysiologie des Menschen. 3. Aufl. Stuttgart: Wissenschaftliche Verlagsgesellschaft; 1989

[Anonym]. Ursachen des Reizdarms auf der Spur. natur-heilkunde journal 2011: 35

Wiesenauer M. PhytoPraxis. 4. Aufl., Berlin/Heidelberg: Springer; 2011

Worlitschek M. Die Praxis des Säure-Basen-Haushaltes. 6. Aufl. Stuttgart: Haug; 2008

Zhang Z. Ginseng in der TCM. Z f Phytotherapie 2011; 32: 168–169

12 Abbildungsnachweis

Abb. 2.1 aus: Faller A, Schünke M. Der Körper des Menschen. 15. Aufl. Stuttgart: Thieme; 2008

Abb. 2.3 nach: ASCONEX Arzneimittelvertriebs GmbH, Villmar

Abb. 5.2 nach: Syxyl GmbH & Co. KG, Köln

Abb. 5.3 nach: Tepperwein K. Krankheiten aus dem Gesicht erkennen. Pathophysiognomie. 9. Aufl. Heidelberg: mvg; 2002

Abb. 8.1 aus: Schünke M, Schulte E, Schumacher U. Prometheus. LernAtlas der Anatomie. Kopf, Hals und Neuroanatomie. Illustrationen von M. Voll und K. Wesker. 2. Aufl. Stuttgart: Thieme; 2009

Alle anderen Abbildungen: Autor

Zeichnungen: Heike Hübner, Berlin

13 Sachverzeichnis